Nick Dubin ◆ 著

張正芬 ◆ 校閱

王慧婷 ◆ 譯

亞斯伯格症
與霸凌問題

解決策略與方法

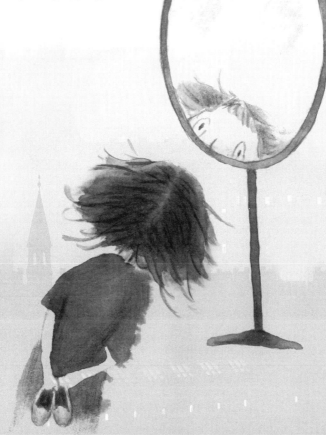

Asperger Syndrome and Bullying

Strategies and Solutions

Nick Dubin

獻給我的父母，
Larry 和 *Kitty Dubin*

目 錄 / Contents

尼克·杜賓（Nick Dubin）於 2004 年被診斷出有亞斯伯格症。他擁有奧克蘭大學（Oakland University）溝通學士學位、底特律大學（University of Detroit Mercy）學習障礙碩士學位和密西根專業心理學校專門學位，這也是他攻讀心理博士學位的學校。Nick 住在底特律近郊。他常常舉辦霸凌問題的研討會，並出版了兩片 DVD，分別是《給亞斯伯格症者：受到霸凌的解決策略與方法》（*Being Bullied: Strategies and Solutions for People with Asperger's Syndrome*）和《亞斯伯格症與職場攻略：成功工作的個人手冊》（*Asperger Syndrome and Employment: A Personal Guide to Succeeding at Work*），也是由 Jessica Kingsley 出版社出版。

校閱者簡介

張正芬

現任國立台灣師範大學特殊教育學系教授，畢業於日本國立筑波大學教育研究所。專攻自閉症兒童教育，長期致力於推動國內自閉症兒童之教育與福利。

譯者簡介

王慧婷（Hui-Ting Wang, PhD, BCBA-D）

學歷：美國州立華盛頓大學特殊教育博士

美國州立華盛頓大學特殊教育碩士

國立台灣師範大學特殊教育學系學士

經歷：私立輔英科技大學幼兒保育系兼任助理教授

國立台中教育大學特殊教育系兼任助理教授

美國認證行為分析師（Board Certified Behavior Analyst）

美國州立華盛頓大學特殊教育研究助理

美國州立華盛頓大學附屬實驗教育單位實習老師

高雄市立大仁國中特殊教育實習老師

現職：國立台灣師範大學特殊教育學系助理教授

專長：自閉症、應用行為分析、輔助科技、早期療育

致 謝

特 別感謝下列人士與組織團體：我的良師 Janet Graetz 博士、學術上支持我的密西根專業心理學校（Michigan School of Professional Psychology）、心靈摯友 Julia Press、合作愉快的編輯 Steve Jones、推薦與信任此書的 Jessica Kingsley 和她的出版公司、為我寫序言的 Michael John Carley、全力支持和鼓勵我的葛雷中心（Gray Center）的 Laurel Hoekman 和 Christy Gast，引導我人生道路的 John Milanovich 博士，以及 Gail Hawkins 對我的作品的支持與鼓勵。另外，特別感謝我的同事兼好友 Katie Kramer 閱讀我的初稿並給予我意見，以及 Barbara Bloom 在編輯過程中的支持和協助。

序言

記得那些不如意的日子裡，我們會想像所有的壞人都不得善終嗎？想起他們自己做的事都會心感不安嗎？我記得。回想那時，我們總是很樂意幻想社會上的壞人會下地獄及不得好死。可能是我們僅有的防衛機制，受害者及他們的家庭總是相信霸凌的罪行會腐蝕霸凌者的心靈，而使得他們下半輩子不可能有福氣。

但是最近的研究告訴我們不一樣的故事：大多數的霸凌者長大後有好工作、有健康的家庭，以及有崇高的社會地位。

唉唷！怎麼會這樣？

給各位一道開胃菜，其實不只是霸凌者有責任。以前霸凌者猖狂的時候，社會環境從不負責或甚至不聞不問──沒人想到要從霸凌本身以外來看。然而，霸凌存在的環境中，環境在犯罪裡扮演十分重要的角色。也只有到現在，我們才些許察覺真的發生了什麼。老師們、鄰居們，甚至家長們變得也該受譴責了。由於我們整體的無知，上述這些人得以逃避執法機關的責罰，如此不情願卻不經意地讓霸凌始作俑者有機可乘。可能也因為他們本身的恐懼，這些共犯有如霸凌者，也一直希望合理化這些「不一樣」的孩子現有的行為，是因為受到任何有可能的方式強迫之下產生。所以，他們可能無意中透過不同程度的表態和意圖，強化了霸凌行為。

這些疏失讓受害者（尤其是有自閉症傾向的人）承受了莫大的代價，他們帶著創傷長大。我不是個醫生，但是我先前為一個軍人組織工作的經驗讓我馬上可以察覺創傷後壓力症候群（Post-Traumatic Stress Disorder, PTSD）。身為全世界最大的自閉症成人

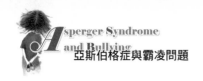

組織葛拉司普（Global and Regional Asperger Syndrome Partnership, GRASP）的領導者，當我多次發現我們所支持的自閉症團體之成員都有些微程度的創傷後壓力症候群，我深感訝異。當他們細數過去被霸凌的經驗，那種恐懼仍舊歷歷在目，且感覺好像還存在他們生活之中。

這個創傷不會就此停止，這個創傷會與內化的罪惡感結合，而讓他們往後多年依然感覺痛楚。這些受害者聽完杜撰出來可笑的演講「霸凌別人是人生的一部分」（多數是以前的霸凌者提出的謬論），他們對於自己無法讓痛苦的回憶消失很無奈。因此，他們不堪回首的經驗也顯得很沒效用。霸凌問題確實是社會達爾文主義書中被鄙視和最不被重視的章節。

如果昔日的受害者決定要跳脫過往不好的回憶，他們必須做的就是能夠放得下。那些回憶是我們無法改變的事實，且道歉很難追討。家庭的喜怒哀樂可以跟著我們一輩子，但是童年時候的好與壞和學校的生活是有終點的——我們不會離開家庭，但我們終究會離開學校。縱然如此，我們通常不會輕易把那些煩擾和困惑我們的事情畫上句點。

要能夠放得下，就是去想清楚那些事情為何以及如何發生。去了解什麼增強了霸凌的動機，負責督導的成人和不起作用的旁觀者的行為如何讓霸凌合理化。這個時候，Nick Dubin 的書就幫上大忙了。本書《亞斯伯格症與霸凌問題：解決策略與方法》不僅讓以前的受害者了解他們為何及如何受到霸凌，而且對於專業人員也深具啟示。Dubin 謹慎提供了（也給予評論）每一種可以運用在社區的解決策略和學校方案，以對付那些寬容霸凌的氛圍，讀者可以從中選擇。為了提出適當的方法，他幾乎參考了所有的研究，把結果整

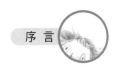

合進他的寫作。他的書對於學術界研究霸凌環境、霸凌文化,和釐清我們曾經相信的迷思很有貢獻。

這本書還有另一個構成要素——一種很令人不忍的成分:Nick Dubin,一位默默無聞的自閉症患者,曾經是長期的霸凌受害者,道出了很詳盡的經歷。《亞斯伯格症與霸凌問題:解決策略與方法》提供了很棒的社會分析,且提供讀者另一層體悟——親眼看到一位作家在我們面前療傷。雖然我私下熟識 Nick Dubin,但直到讀了這本書我才明白他所遭遇的。還未而立之年的 Nick Dubin 是個很正向、外向、合群又有腦袋的年輕小伙子。他旋即被邀請成為葛拉司普(GRASP)的顧問,我才因此知道他走過的路是如此艱辛和讓人印象深刻。

霸凌不是成長中可令人接受的一部分。無可避免地,我們的世界總是有地位高低、階級制度或社會長幼尊卑制度,但是不一定要同樣地付出代價。我們這些被診斷出自閉症的人,可以在那樣的自然競爭或自我保護的天性中生存和茁壯。我們可以從認知方法中習得社會階層觀念。但是,當這些自然環境被扭曲或越過了適當的界線,就會讓霸凌問題介入。這樣的文化無益於任何涉入的人。

自閉症的世界曾經犯了很多嚴重的錯誤。承認過錯(雖然很難)是建設新穎又有效的點子必備的前提,比如承認過去受到霸凌的行為。這一系列的事件是自然的社會演化,而且充分反應在一個無私的年輕人身上;現在的他很專業地盡力確保其他人不會遭遇到跟他一樣的恐懼。

GRASP 執行長 Michael John Carley
於 GRASP,紐約布魯克林

推薦序

校園霸凌的問題在國內日益受到重視。霸凌是一種惡意的攻擊行為，無論是以肢體、語言或是人際關係等不同的面貌出現，它的目的都在於對他人造成傷害。涉入霸凌的施暴者和受害者之間常存在身材、智能，或是群體關係上的不均等現象，如此亦造成防制霸凌發生的困難。眾多橫斷面研究或追蹤研究皆顯示：霸凌施暴和受害都和兒童青少年心理健康狀態不佳有所關聯，同時兼具施暴和受害者角色者的心理健康問題尤其嚴重。由此可知，在兒童青少年階段的霸凌經驗並非長大就會自然修復的傷痛經驗，及早確認涉入霸凌行為的兒童青少年，並加以協助，具有緊急重要性。

在具有特殊醫療照顧需求的兒童族群，霸凌問題亦相當顯著。美國的國家孩童健康調查（National Survey of Children's Health）針對十萬兩千個家庭所做的調查發現：有特殊健康照顧需求的孩子具有較高的遭受霸凌經驗。其中，罹患自閉症的孩童尤其容易成為遭受霸凌的對象之一。在此背景下，Nick Dubin 從一位亞斯伯格症患者的角度所著的《亞斯伯格症與霸凌問題：解決策略與方法》，為我們提供防制霸凌發生的重要角度。本書中不僅解釋為何有自閉症傾向的孩子容易成為遭受霸凌的對象，並提供受害者、旁觀者、老師、家長、學校諸多實際可行的步驟，來防範霸凌的產生和避免霸凌的重複出現。閱讀本書，讀者能深刻體驗罹患亞斯伯格症的孩子遭受霸凌的苦楚，同時也會恍然大悟：「原來可以這樣來處理霸凌問題啊」，所以，這本書頗值得家長、教育工作者、心理衛生和醫療工作人員深入閱讀。

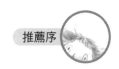

　　我在近年來數次參加美國兒童青少年精神醫學會所開設關於霸
凌議題的工作坊，華盛頓兒童國家醫學中心的 Dr. Jorge Srabstein
將參加工作坊的成員國家國旗全展現在開場介紹的幻燈片上，提醒
大家：校園霸凌事件是全球性的問題，值得各國的心理衛生和教育
工作從業人員加以注意。這本書的出版，是國內對於校園霸凌議題
的初始努力之一，希望它能開啟更多對於接受特殊教育兒童青少年
身心健康的關注。

顏正芳

高雄醫學大學精神科醫師

校閱者序

尼克‧杜賓（Nick Dubin）於二十七歲（2004 年）就讀研究所階段被診斷出有亞斯伯格症。透過對亞斯伯格症的了解，他慢慢解開從小到大弱勢的他如何被鎖定成為霸凌對象的謎團，包括被鎖在廁所、上手銬、被嘲笑是雨人等特定事件，以及各式各樣被排擠、嘲弄等非特定事件。由於 Nick 不希望任何人重蹈他往昔遭受霸凌的經驗，他勇敢挺身而出，透過演講、寫書，不斷的呼籲，希望喚起大家的關注，共同預防、打擊校園霸凌。Nick 目前為全世界最大的亞斯伯格症成人組織 GRASP 的顧問，他以本身經驗現身說法，深入探討此一議題，相信能引起廣泛的迴響。

亞斯伯格症者因認知、生活自理、語言能力等多與同齡兒童相似或更優異，加之外表並無任何異常之處，不易讓周遭者接納他們為有特殊需求的一群。他們受本身社會性、語用及狹隘興趣、固執等核心障礙的影響，容易出現不合宜、突兀的行為舉止，如講話直接、錯誤解讀他人話語、難以理解非語言線索、溝通困難、好爭辯、堅持己見、挫折容忍力低，想像力缺乏、同理心弱，且常因無法預測改變後可能發生的事而顯得固執與僵硬等。由於這些特質，在與人相處時的確容易產生不良互動。此外，亞斯伯格症者的興趣通常都是難懂、艱澀且和同儕大異其趣的，導致和同儕間常出現雞同鴨講的現象。Nick 用了一個「文化文盲」的用語，頗能貼切反應亞斯伯格症者和其同儕相處時的處境。

Nick 在本書中除了探討霸凌議題外，也介紹亞斯伯格症的特質，及容易成為霸凌對象的原因。本書最值得推薦的是，Nick 提

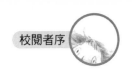

供受害者、旁觀者、家長、教師、學校各種可防止及正面阻嚇霸凌發生的策略。這些具體方法包括「讓察覺霸凌成為 IEP 的一部分」、「尋找模範角色」、「防身術」、「環境再造」、「一個安全的避風港」、「同儕指導方案」、「尋找可能的保護者」、「建立團體信念」、「教師察覺、教師支持」、「避免替霸凌背書或成為共犯」、「優勢為基礎」、「霸凌信箱」、「衝突管理」、「成功的全校性介入」等，都相當具體可行，且可有效賦權相關人員，讓他們面臨霸凌問題時，更願意挺身而出並成為有能力可以因應此問題的人。

在 Nick 身上發生的霸凌事件，在台灣的學校中，類似的事件相信也常在校園中上演。多年來，以我在學校參與亞斯伯格學生個案輔導或與家長接觸的經驗中，我發現確實有各式各樣校園霸凌的情事在孩子的周邊發生，包括被排斥、忽視、嘲笑、欺負、惡作劇，甚至肢體攻擊等。我在各種場合，如學校會議、教師研習或家長研習活動上，也都呼籲大家要注意並防範霸凌事件的發生。除了加強宣導，讓社會大眾（包括學校師生）更正確的理解、接納亞斯伯格症孩子，並學習適當的互動方式外，學校、家長必須更加積極、主動地投入心力，共同努力確保學生能平安上學。特殊教育界多年來推動「正向行為支持」與「全校性介入」，期望的就是建構一個友善、安全的校園，讓每一個學生都能快樂自在地上學。Nick 的這本書，對盛行率日益增加的自閉症族群而言（由 2007 年的 150 人中有一位，到 2009 年的 91 名中就有一位），提升其學校生活品質、降低上學的焦慮源應有相當程度的助益。

本書譯者王慧婷小姐，由大學至完成博士學位均主修特殊教育，且在自閉症教學與研究領域深耕多年，並擁有美國應用行為分析治療師的執照。她翻譯的本書，不但平易近人且淺顯易讀，很適合推薦給亞斯伯格症青少年及其同儕閱讀，當然家長、教師、學校

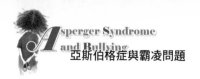

行政同仁、相關專業人員也都應閱讀本書，共同為「霸凌」議題築起一道堅固的防線。

張正芬

國立台灣師範大學特殊教育學系教授兼系主任

譯者序

　　二〇〇八年奧運最紅的人物莫過於破世界紀錄、游泳摘八金的美國選手 Michael Phelps。Phelps 從小就被診斷有注意力缺陷過動症（Attention Deficit Hyperactive Disorder, ADHD），是老師口中「被放棄的孩子」；因身體比例異於常人，也是同學口中的「怪人」。唯有不放棄的母親突破傳統思維，發現並栽培 Phelps 的優勢能力──游泳。今天，Phelps 異於常人的特殊體型和執著專注得到啟發栽培，因而走出適合自己的方向，二十三歲交出傲人的成績單，闖出了一片天，贏得世人的掌聲。本書作者 Nick Dubin 患有亞斯伯格症，他將小時候恐懼創傷的經驗昇華，成為預防霸凌的專家，推展霸凌預防不遺餘力，也有屬於自己的一片天。本書最難能可貴的即在於作者現身說法，以自己受到霸凌的經驗為出發點，佐以說明亞斯伯格症影響身心之限制，毫無保留地分享自己內心最脆弱的部分。透過他的角度，提供世人另一種看待世界的方法；更透過他的亞斯伯格症，讓原先眾人所無法解釋的行為豁然開朗。然而，世間事往往一體多面，每個人皆有自己的困頓處，如何在自己和別人困頓之間取得平衡，便是社會和諧的關鍵。「賦權自己和他人，對抗霸凌！」社會進步的動力源自大環境的改變，但是在滴水穿石之長久等待大環境改變過程中，了解自己、調整自己，從自身息息相關的周遭做起，不失一種雙管齊下之高經濟效益的方法。

　　我相當同意本書第六章提及「當有人可以和脆弱的人做連結，那會是一個改變人生的經驗」，和黑人人權運動提倡者 Martin

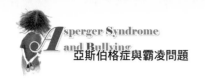

Luther King Jr. 說「旅行是導向和平的路」。多嘗試和不一樣的人相處，世界會更寬廣。

　　回憶從小到大，我的生活重心只有讀書，生活環境單純、周遭同儕同質性高，鮮少有機會接觸「特別的人」。到了大學在台北念書，透過社團、學業多元評量，生活不再只有讀書那樣單純，我「必須」跳出窄小的井底，和各式各樣的人接觸。原來世界有這麼多不一樣的人，從旁觀察，就像武俠小說中練武之人資質不一，有的人不需努力，神功自然水到渠成（上等人緣的人）；有的人渾渾噩噩，練了一輩子武，只能餬口飯吃（人緣普通的人）；有的人則是資質駑鈍，無論如何努力也無法練就其一二（沒有人緣的人）。以上是一種分類法，也有人把周遭的人分成領有身心障礙手冊和沒有領身心障礙手冊的人。人在相處過程中，總是有意無意喜歡貼標籤、做分類，但是那群總是做出不解行為、令人討厭又沒人緣的人，是故意要這樣被歸類的嗎？我相信不是。念特殊教育改變了我整個的人生觀，這些人更需要我主動向前伸出友誼的手。我經常因而被恥笑，「王慧婷，你就是完全沒有進入狀況才不知道這人有多討厭。」我總是反覆思忖著：「每個人都希望被認同，為什麼他總是做出令人討厭的行為？」當你伸出友誼的手握住他們的手，你赫然發現，那些行為是他們唯一知道能和人互動的方法，不那樣做他只會更孤獨。又或者他們是一群自閉症篩選的漏網之魚。You never know！說也奇怪，當人們認知到這點時，往往對這群人就比較有耐心和愛心了。對我來說，特殊教育給我的不是只有耐心、愛心、能力、技巧來和被歸類成身心障礙類別的孩子相處，它教導我的是怎樣來理解周遭每一個人不同的特質，而且相信天生我才必有用。你可能是一般被歸類成「正常人」的那群，但是特殊教育的精神應該不僅僅侷限於領有身心障礙手冊的人，應該是一種待人處事

的人生態度。先調整自己對待每一個人的態度,才能為我們有特殊需求的孩子期望更多環境的改變。寬待每位你覺得對你不友善的人,按照本書作者的定義,排擠別人或忽視別人,你都會不小心成為霸凌者哦!

這是我的第一本譯作,我熱切地想跟大家分享我的特教理念和人生觀。本書感謝自閉症及亞斯伯格症專家張正芬教授校閱,和青少年霸凌議題專家顏正芳醫師推薦,以及心理出版社團隊的編輯出版。另外,謝謝我的摯友張維修老師協助潤稿,以及翻譯過程中家人的關心與鼓勵。

王慧婷

謹識於美國西雅圖華盛頓大學

2010 年 1 月

前言

如果你是個成人，正閱讀著本書且認識一個有亞斯伯格症的孩子，我想請你做一個小練習。我要你想像早上抵達上班地方的時候，你的同事說你是白癡。十分鐘後，你走在走道上，另一個同事伸出他的腳試圖讓你跌倒。你跌倒在地上，所有員工開始嘲笑你，並且捉弄你。當天，你稍後被老闆傳喚，他責備你太懶惰，縱使你已竭盡全力。

現在假設你一週以來每天都得經歷這種工作環境，你覺得你可以待在這地方工作多久？我的直覺告訴我不會太久。然而有亞斯伯格症的孩子和其他受到長期霸凌的人，並沒有可以選擇離開的籌碼。他們無法像成人換工作一樣，說不去上學就不去上學。

當我們談論到霸凌弱勢的孩子，現今有一個真實的危機。你們會從本書學習到，有自閉症傾向的孩子是極弱勢的族群。我寫此書是為了要提供實在的解決策略和方法，以應付甚至徹底改變這種難以置信破壞性的行為趨勢。

我曾經學到一種迷人的量子物理準則，我相信那是形容霸凌如何影響一個人從小到大的自尊很貼切的一個比喻。我指的準則叫作「量子糾纏」（entanglement）。基本上，假設你把兩個粒子分開至宇宙的兩端，它們的行為模式會是一模一樣的。這兩個粒子之間的資訊，我們只知道超越光速，以至於只有「超自然」的力量在連結它們。愛因斯坦（Albert Einstein）說，量子糾纏是「在有距離的兩端有如鬼魅般的行動」（McTaggart, 2003, p. 11）。

　　當我聽到有亞斯伯格症的成人敘述他們小時候受到霸凌歷歷在目的哀傷與痛苦，就讓我想起了量子糾纏。就算霸凌問題已不存在，那些過去痛苦的回憶和現在仍然糾纏在一起。雖然境遇有可能完全不同，但是一個人現在的行為有可能會鏡像反映他二、三十年前所希望卻沒有做出來的反應。這真的就是在有距離的兩端有如鬼魅般的行動。我認識一位患有亞斯伯格症、小時候不斷受到霸凌的三十歲男性，他告訴我每當有人說要找他「出去談談」時，他仍不免會多疑，就算他知道那個人沒有霸凌的意思。這實在是創傷後壓力症候群的一種。當一個人小時候天天被鎖定為嘲諷的對象，很難在長大後不受到這些過去經驗所影響。

　　不處理霸凌問題，特別是對弱勢族群，是很悲慘的。然而，霸凌實在太常被忽視了。你有多常聽到人們說以下這些話？

> 受到霸凌會使他成長。他有一天一定要出社會，人們都很殘酷的。他現在習慣了比較好，他要學會怎樣讓自己爬起來。

　　很不幸的是，這些話很明顯是錯誤的。受到霸凌並不會使人成長，它通常會使心靈和心理受創，且最終有些人還會自殺。我們應該試著減少任何可能導致死亡的行為，比如說抽菸、喝酒和嗑藥。但是受到霸凌的結果有可能同樣嚴重，該是認清這事實的時候了。

　　減少霸凌問題是每個人的責任。在學校一個好的霸凌預防方法，不僅教職員，還有家長和同儕都要加入。事實上，這本書最主要的重點就是同儕介入。

　　我不認為是我自己選擇想要跟這主題有牽扯，我相信是這主題選擇了我。我完全沒有想過要站出來防治霸凌，直到一年半前命運

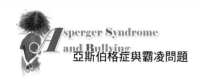

的某一天。當天下午我在看電視的時候，看到一位專為小朋友寫作的名作家 Patricia Polacco 正和一群在學孩子講話。我不知道她在講什麼，但是她講話的方式讓我很好奇，所以我打算繼續看下去。五分鐘後，她開始談她小時候怎樣被霸凌者欺負的殘酷經驗（編按：Polacco 女士早年患有失讀症，在閱讀和數學方面有嚴重的障礙），還有這如何影響她到現在。當我一邊看的時候，記憶中很多受到霸凌的經驗開始淹沒了我整個思緒。我感到哀傷並開始哭泣，因為這些情節不斷在我腦海裡上演。

當我聆聽 Polacco 女士描述這些情節如何跟著她到現在，我知道觀眾席的孩子們有聽進她所說的話，他們似乎懂了。這位女士顯然是孩子們敬佩的對象，而她在台上和他們分享她心裡最深的弱點，任何人都可以感覺到孩子們被她的自我敞開所震驚。之後 Polacco 女士說了一段話，我永遠不會忘記：「如果從今天起，你選擇霸凌這個學校的孩子，你得小心了！因為你再也不會覺得做這件事很酷。霸凌者，你們把皮繃緊了！旁觀者正在蓄勢待發。」

我被她所說的話迷住了。我告訴自己：「如果我能做跟她一樣的事，那該有多酷！」當下，我知道演說和寫作有關霸凌的主題將會是我這一生的使命之一。

我於 2004 年被診斷出有亞斯伯格症。身為一個有亞斯伯格症的成人，我現在能了解小時候弱勢的我是如何被鎖定成為霸凌的對象。我不希望任何孩子遭遇到我小時候天天再三忍受的嘲諷。

我詳細列出一些重大的統計資料：

- 有一篇研究指出，二十二位十一到十九歲亞斯伯格症孩子的家長中，有二十二位表示他們的孩子是同儕欺負的受害者（Konstantareas, 2005）。

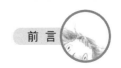

- 同上個研究，那群有亞斯伯格症的孩子，他們平均受到霸凌的次數為每週 1.25 次（Konstantareas, 2005）。
- 同一篇研究中提到，有 23% 的家長反應每週受到霸凌次數頻繁（二次或以上）（Konstantareas, 2005）。
- 另外一篇研究訪問了四百位四到十七歲有自閉症傾向孩子的家長，發現有 94% 受到霸凌或曾經是受害者（Heinrichs, 2003）。
- 有自閉症傾向的孩子受到霸凌的機率是一般孩子的四倍（Little, 2002）。
- 一天之中約有 16 萬名孩子逃學，因為他們害怕會受到霸凌或騷擾（Fried & Fried, 1996; Gray, 2003）。
- 從幼稚園到十二年級，孩子有 75% 的機會受到霸凌（Hoover & Oliver, 1996）。
- 1993 年，全球中學生中有 27% 表示常常受到霸凌（Smith & Whitney, 1993）。
- 幾乎所有人都曾經被同儕排擠。同儕排斥是一種隱性的霸凌。

哪些是受到霸凌的後遺症呢？

- 長大後自尊低落。
- 跟異性相處有問題。Gilmartin（1987）發現，有 80% 曾經持續在學校受到霸凌的異性戀男性，跟女性無法正常互動。
- 較低落的學業表現（Hazler, Hoover, & Oliver, 1993a）。
- 憂鬱症增加。
- 較差的免疫系統導致很多疾病（Ross & Ross, 1988）。那些需要用盡全身能量保護自己的人最後會虛脫是很有道理的。
- 焦慮不安。Dorothea Ross（2003, p. 76）說：「恐懼滲透在他

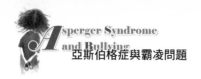

們（受害者）日常生活中，且對於小孩來說，是一種根深柢固的反應。」

- 自殺。

這些統計數據更加深了霸凌問題需要被探討的必要性。在 Neil Marr 和 Tim Field（2001）的書《霸凌自殺：在遊戲中死亡》（*Bullycide: Death at Playtime*）中提到，孩子們受到霸凌常常不會告訴大人。這本書敘述英國從 1967 年至今不同的霸凌自殺（因受到霸凌而自殺者）事件。這資訊是霸凌問題的警鐘。

這本書是發自內心所寫的，是我對教育者、家長和學生的懇求，霸凌問題確實是一個很值得注意的議題，尤其是關於自閉症孩子這樣的弱勢族群。最重要的是，本書呼籲要有所行動。

所有出現在本書的名字和名字縮寫，除非有特別說明（如致謝部分），全都是化名或虛構的人名。

Chapter 1

我受到霸凌的
親身經驗

　　一位亞斯伯格症青年曾經跟我說：「我就是不懂霸凌是怎麼被發明的。」遺憾的是，我認為這孩子的問題永遠不會有令人滿意的答案。我們是人類也是動物，我們身上有著與其他動物朋友一樣掠奪成性的本能。然而我相信，我們身為人類的目標應該比那些破壞性的衝動還要有所提升。身為萬物之靈，正是道德倫理讓我們有別於其他生活在地球上的生物。

　　這些日子以來，道德倫理是一個難以理解的詞彙。我這樣說，當然不希望聽起來像在講道理。但是我相信，這個詞彙用在我們的討論裡是很恰當的。既然很少人願意當霸凌這個主題的道德仲裁者，特別是針對亞斯伯格症族群，而我很樂意擔任這個角色。

　　我相信，任何一個人忽視霸凌問題是不道德的。成長的過程中，我太常是這類惡劣卻可預防的攻擊事件中的受害者，而今我要盡全力來確保弱勢族群不受到霸凌。

霸凌的影響力

　　那是 2004 年 8 月底的某一天，是我成為密西根專業心理學校心理系博士班學生的前一天。我感到嚴重的恐懼，我的腦子一直與

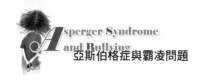

過去糾結。走進建築物裡，我很害怕被恥笑。我知道我無法適應，且大家一定會知道。我認為人們會笑我、逗弄我，或甚至是忽視我。我的恐懼完全沒有道理。一個念博士班的成人學生，尤其讀的是心理系，怎麼會這樣想呢？

回想那天，我發現我的恐懼跟我未來四年的同學們無關，我那時根本連見也沒見過他們。很清楚地，我是在創傷後壓力症候群的反應下才觸發的。對我來說，這樣的反應並不陌生，我從小到大一直經歷著這種創傷後壓力症候群的情節。

我跟奶奶曾有一段非常具有啟發性的對話。我的奶奶克萊拉已經八十八歲了，但依舊健朗。我告訴她有關學校和機構在預防霸凌問題中所扮演的角色，她告訴我她小時候的趣聞：

> 尼克，你知道嗎？這讓我想起我還是個學齡小女孩時，有一個女生一直找我麻煩的事。由於情況越來越嚴重，我只好告訴老師。我永遠不會忘記那位老師回答我的話：「親愛的克萊拉，二十年後的今天，你不會記得這個的！不要太在意。」

顯然，那位老師錯了。我奶奶不只記得受到霸凌，而且她還記得七十五年前那位老師無知的話。遺憾的是，現今有太多老師會說同樣的話。受到霸凌是一個會跟隨你一輩子的東西。

當我再三思索要寫這本書的時候，我知道，這意謂我得帶自己重返傷心處。為了讓這本書發揮最大的價值，我得全盤說出。若非揭露這些受到霸凌的痛苦，讀者不會明瞭我寫這本書的用意。那是我人生經歷的一部分。因此，本章會著重在這些受創的事件。

　　首先，我想討論遭受到老師和雇主霸凌的事件，因為我相信這些行為是目前最令人受創的型態。我對老師和雇主霸凌的定義是：上位當權者用他們的權力，實行有目的的權力鬥爭，為的不是要幫助一個人，而是貶低他人。實際上，當一個在上位者霸凌某人，那就是開啟了同儕霸凌的門。

　　這種霸凌類型的個人經驗從我腦海中浮現。

打開這扇門

　　我常常在研討會講演霸凌這個主題，我第一個遭遇的事件是我在每一個預防霸凌的研討會中都會提到的。這發生在我小學二年級就讀密西根伯明罕（Birmingham）的潘柏克小學（Pembroke Elementary School）的時候。

　　那是在學習資源中心發生的事。老師要我和另外一個女孩到一個二年級的班級，去找那天忘記來學習資源中心的學生。到了教室的時候，我們看到老師正忙著上課。跟我去的那個女孩珍妮佛建議我敲門而不要闖進去，我照做了。那位老師（我姑且稱她 B 女士）揮手示意叫我們進去。珍妮佛叫我開門，我試著扭轉門把，但不知道為什麼，門就是卡住打不開。經過了大概三十秒之久，老師看見我們還在外面站著。我以為珍妮佛會乾脆開門讓我好過一點，但她沒有這麼做。B 女士開始不耐煩了，她過來把門打開，對著全班嘲諷我們：「我不是說可以進來嗎？」

　　「對，你有講。」我說。

　　「這就對了，那是什麼問題？我現在要把門關上，我要你打開門。」

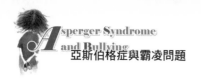

　　我再次試著要打開門，但是沒有絲毫成功的跡象。這個時候，我可以看見其他教室裡的小朋友在笑我。

　　「B女士，我無法打開門。」

　　「真可笑。你幾歲了？」

　　「八歲。」我說。

　　「你八歲二年級了，你告訴我你無法打開門？」

　　「我無法打開這門，它就是打不開。」我怯生生地說。

　　「這真是荒謬至極！珍妮佛，我現在要把門關上，我要你打開門。」B女士說。這個時候，我徹底被羞辱，但她叫珍妮佛開門，讓我頓時感到輕鬆，並試著說服自己我不是B女士所羞辱唯一的對象。我滿心期待珍妮佛會試著開門，然後跟我一樣悲慘地打不開。沒想到，最奇怪的事情發生了——珍妮佛很輕易地打開了門。

　　「你看！」B女士說。「你看見她打開門了吧！現在你立刻來開這扇門。你已經八歲了，現在表現出你是八歲的樣子。」這個時候，我嚇到幾乎下巴要掉到地上。到頭來那門是沒有問題的，有問題的是——我。那時，我對整個事實的認知都反轉了。

　　又一次，我試著要打開門，但是沒有任何成功的跡象。當小朋友們都笑倒在地上時，我一直在冒汗。我覺得這可怕的時刻永遠不會結束。事情似乎還不夠糟，B女士在這次的羞辱經驗中雪上加霜。

　　「我的天啊，我不敢相信我的眼睛！珍妮佛，我要你再開一次這扇門。」當然，她做到了。而且我真希望自己能夠立刻消失。

　　「聽著，我已經受夠了。如果你覺得這件事很好玩，我告訴你一點也不好玩。如果你現在不打這扇門，你就有大麻煩了。你想被學校退學嗎？」

　　「不想。」我幾乎用耳語在回答。

「那你立刻打開這扇門。」我試了一次還是失敗。B 女士叫珍妮佛開門已經第三次了，且她也開了三次。現在大家在教室裡笑到歇斯底里，看著這齣好戲。

「這是我最後一次跟你說，打開這扇門。」

我知道不管我做什麼，我都無法打開門。就我所知，它就是上了鎖，珍妮佛就是找到什麼祕密的方法打開了它。我討厭她這樣。我知道我會受到更多的羞辱，我一路跑到走廊盡頭的辦公室，我傷心極了。辦公室裡的祕書試著想了解我發生了什麼事，但是我情緒失控，我上氣不接下氣、尖叫和哭泣。

當我爸媽趕到學校，我依舊在相同的情緒和生理情況裡。最後，我終於可以描述發生了什麼事。他們和校長溝通，讓他可以理解我「崩潰」的原因。

多年後，我學到我無法打開門的原因是，那個門把需要用逆時鐘方向扭轉才能扭開。通常有亞斯伯格症者有固定思考的特質，我以為只能順時鐘方向扭轉門把。當順時針無法打開門的時候，我從來沒有想過要朝逆時鐘方向扭轉。我有可能會在那裡試了一個星期想打開那扇門，而從沒想過要反轉門把。珍妮佛沒有比我聰明，她只是思考過程比較有彈性。

為什麼 B 女士要霸凌我呢？最大的可能是，她以為我在挑戰她的權威。她因為某種原因被我的行為嚇到，她產生了「戰鬥或逃離」的防衛機制。她不但沒有單純地去了解為什麼我無法打開門，反而對於我的意圖做了不正確的推測。在她心中，沒有任何理由會讓一個八歲小孩無法打開門，唯一一個可以解釋的理由就是我在挑戰她的權威。事實上，是因為我的亞斯伯格症讓我的行為很固著。她沒有試著了解我為什麼打不開門，而是選擇發怒。其實，她只要

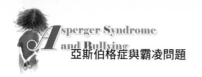

示範怎樣把門把往另外一個方向扭轉,我可能在長大後的二十幾年就不會記得這件事了。

因為 B 女士不正確的推測,她犯了老師排名第一的基本過失。她霸凌了一位學生,她在全班面前示範了霸凌行為。她傳送給其他目擊甚至對這件事幸災樂禍的學生一個多麼強力的信息。

被鎖在廁所裡

1994 年的夏天,我接到一通多年不見的網球教練的電話。他在東南密西根網球協會(Southeast Michigan Tennis Association, SEMTA)的雜誌上看到我的名字。我的名字在十六歲男子組中被列為第一名。他對我名次的上升印象深刻,雷恩問我願不願意暑假去他那兒工作,擔任網球教練,那是一個在密西根布姆費爾德丘(Bloomfield Hills)有名的鄉村俱樂部。我極榮幸接到他的電話,且二話不說就接受這份工作。

工作的第一週,他常常不經意地以優越的姿態對我說話。我想或許是我多慮了,他對待我比其他同事好像還少了那麼一點尊重。我不是很確定他只是要挪揄我或是想嘲弄我。過了幾週,我開始了解並不是我想太多。雷恩開始叫我「搖擺鴨」,因為他覺得我走路的樣子像拖著蹣跚腳步的鴨子。不僅如此,他要我的學生也這麼叫我。所以見怪不怪地,常會有同學來對我說:「嗨!搖擺鴨」,你可以想像那有多貶低我嗎?

事情只會變得更糟。有一天,雷恩實在是太過分了。某一節課中,我跑去使用俱樂部外面的廁所。當我在廁所裡的時候,萬萬沒有想到,雷恩預謀要在全部小朋友的面前貶低我。雷恩的計畫是要所有的小朋友拉住門不讓我出來。正當我要出去的時候,有十位小

朋友試圖把我關在廁所裡面。總之,這個惡作劇至少持續了三分鐘之久。當他們最後讓我出來的時候,我很生氣,並且在那天離開了俱樂部回家大哭。再一次,我打從心底被嚇到了。這喚起了我二年級打不開門的回憶。

除了這些和老師有關的負面經驗,我還無謂地忍受同學們未經管束行為的結果。

手銬事件

1987 年,我就讀潘柏克小學三年級。有一天,一位叫史都華的同學,約我和另外一位男孩拉菲跟他一起玩,我很欣喜。畢竟並不是每一天都有人邀我和他一起玩。史都華要我下課後在鄰近的公園見他。

這公園就在我家後面,我們的後院幾乎就緊鄰著公園。這一點越來越重要,因為這樣我爸才能在緊急時刻把我救走。當時我到的時候是下午三點半,公園四下無人,完全沒有人的蹤跡。我想,會不會是史都華和拉菲忘了要跟我碰面。我等了五或十分鐘,正要離開的時候,看見史都華和拉菲兩人在比賽騎著腳踏車朝我過來。我再度覺得很欣喜他們並沒有忘記我。可惜好景不長,誰會想到這兩人早已計畫好要大大羞辱我呢?

以下就是事情的原委:史都華和拉菲請我過去盪鞦韆。到的時候,史都華說我們來玩「警察抓小偷」,而我需要把我的手靠著鞦韆架舉高。我配合了,完全沒有察覺史都華要作弄我。史都華用手銬把我的手銬在鞦韆上。說時遲那時快,他和拉菲騎著腳踏車一溜煙走了。一開始,我以為他們只是想把我留在那兒,然而他們決定來虐待我。他們開始繞著巷口騎腳踏車,然後每次經過鞦韆就大叫

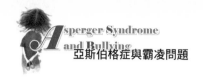

「笨蛋」，我只能無助地站在那裡。我驚慌失措，開始叫他們回來。我尖叫越大聲，他們就越辱罵我。手銬銬著我的手腕緊到我無法承受，我一動也不能動的這件事讓我很害怕，我不知道他們會把我留在那邊多久。

　　大約半小時後，我一直在那個無人的公園嘶吼到腦袋要爆炸，也沒有人來救我。那時真希望會有警察開車經過看到我，哪怕是一位鄰居、一位郵差，任何人都好！我尤其希望我的父母會聽見我的求救。最後我爸聽見了，他在下班回家時聽到我在公園歇斯底里地尖叫，馬上跑到外面看看到底發生什麼事。史都華和拉菲看到我爸跑來公園，馬上過來把手銬打開。史都華比我爸爸早到鞦韆架，所以他可以編理由給我爸聽。他跟我說：「你最好告訴你父親我們在玩警察抓小偷。你不是個抓耙子吧，尼克？」

　　「你們到底在幹嘛？」爸爸吼著。

　　「沒做什麼。」史都華說。「我們只是在玩警察抓小偷，對不對啊，尼克？」我沒有說什麼。

　　「我覺得看起來不像。」我爸說。

　　「對啊，我們在玩警察抓小偷。」拉菲再次跟我爸確認。我還是什麼也沒說。

　　「尼克，這是真的嗎？」我不發一語。

　　「尼克，我要你馬上回家。」

　　我非常高興地遵從我爸的願望。一到家，我就告訴爸爸剛剛究竟發生了什麼事。我爸對於我的遭遇感到憤怒，他最氣憤的是，我口裡所說的朋友根本就不是我的朋友。

　　隔天，有趣的事發生了。史都華和拉菲在公園裡玩，看到我在我家後院投籃。他們大概知道我爸在生他們的氣，過來假裝還是我

的朋友，順便來探聽我爸是不是相信整個「警察抓小偷」的故事。當我父親看到他們走過來時，他很生氣地走出來。我從來沒有看過他這麼生氣，我永遠不會忘記他對史都華和拉菲說的話：

> 你們兩個聽著，如果你們想當尼克的朋友，那就另當別論。但就我昨天所見，你們兩個做了我前所未見卑劣的事情。史都華，我知道「警察抓小偷」的故事是胡扯。孩子，我並不笨。如果你認為你可以這樣對待尼克然後就一走了之，你錯了。我很歡迎你當尼克的朋友，但是我不歡迎你霸凌或虐待他。我這樣講夠清楚嗎？

然後，你知道史都華和拉菲做了什麼嗎？他們立刻騎上腳踏車走人，他們再也沒有邀我跟他們玩，或是來煩我。

雨人

還記得我曾經被我的網球好搭檔深深傷害過。我和我的朋友傑克以及傑克的朋友，曾經在歐柏林（Oberlin）網球營當過一個禮拜的室友。在往歐柏林的高速公路上，我跟傑克評論著不同形狀的電話亭。我相信，依照區域碼的不同，電話亭會有一點不一樣。傑克似乎對我的想法感興趣，但有可能只是看起來有興趣。

那週過了不久，傑克和他的朋友開始叫我「雨人」，就是因為那部達斯汀・霍夫曼（Dustin Hoffman）演的電影《雨人》。我告訴他們別鬧了，但是他們並未停止。最後我問他們為什麼要這樣叫我，傑克說：「任何人對電話亭有興趣，一定是有什麼地方跟雨人

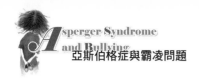
一樣。」這是非常傷人的說法，我無法理解為什麼我的朋友把我跟自閉症者一起比較。直到 2004 年，有一些我過去自己也不解的神祕問題，才透過亞斯伯格症診斷獲得解答。

傳教士

大概在我高中的時候，我開始發展我認為是「好笑的常規」，也就是人們知道的「傳教士」。基本上，我模仿福音傳教士在教堂集會所做的「呼喊與回應」（call and response）[1]。這個好笑的常規變得很受歡迎，就我所知，以前整個高中都知道了。每天，都有人會來要我當「傳教士」。有一陣子滿厭倦的，但我並不在意這種特別的關注。實際上，我以為這樣做會幫我變得受歡迎，大家會看見我有多好笑，然後他們就會想當我的朋友。但是我並沒有了解到，這些人是在嘲笑我，不是跟我一起笑。

有時候，小朋友會霸凌我要我當「傳教士」。「來吧，尼克，你已經兩個禮拜沒有當了，現在是時候了。」我覺得如果我不照做，他們不會喜歡我。「來嘛，為什麼你不當呢？你很固執耶。大家都想看你當！尼克，當啦！快，不然你要我揍你嗎？」

通常這些威脅都足以讓我屈服。有時候，當消息傳出去我要當傳教士了，二十幾個人會圍著我。最初，當「傳教士」似乎是個很不錯的交朋友方法，但過了一陣子，它變成一種雜工。當我從高中

---

1 譯註：是一種講者與聽眾之間主動的口語和非口語交流。講者說什麼（call），聽眾便添加口語或非口語的元素用以回應情感（response）。在非洲文化，呼喊與回應是一種普遍的民主參與。

畢業的時候，我發現當「傳教士」不是個我以為能獲得歡迎的好方法。

被忽略

我認為排擠某人是一種隱性霸凌，我高中參加的網球隊在社交上排擠了我。有一部分是自然而然的，因為我和他們並沒有共同的興趣，比如約會、喝酒和舉辦派對。但是，當我現在看我高中網球聚會的錄影帶時，我發現很有趣的事情。沒有人跟我講話，在我這桌，所有的孩子都在講話、打鬧，但是我完全被排擠在對話之外。我和同儕交際確實有困難，但是沒有人願意幫我融入對話中。

其中很令人驚訝的是，我是代表隊連續四年裡單打的第一名。我是隊長，而且還獲頒「最有價值的球員」，我是唯一被指名為「All State」殊榮的球員。理論上，我應該是隊上最受歡迎的一個；我等同於橄欖球隊中的明星四分衛，然而，我並不受歡迎。我想我沒有被討厭，我只是和隊友們除了打網球外沒有共通點。

為什麼我會在乎？

前面描述的只是我日復一日成長過程中的幾個例子而已，有好幾次的事件甚至讓我想過要自殺。人在這些情況下真的值得活著嗎？然而，尋求同情不是重點，我要說的重點是：大部分的這些痛苦情節是可以預防的。如果你從這本書中什麼都沒學到，那至少記住一點：預防霸凌是有可能的。這會在後續賦權的章節中詳細說明。

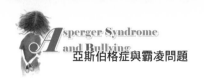

　　我希望你已明白，為什麼我會如此熱衷於預防霸凌，還有那些被診斷為有泛自閉症障礙（ASD）的人。因為我的神經系統是多麼難傳達訊息，我是個極容易被所有團體鎖定的對象：老師們、雇主們和同儕們。一切發生過的事讓我深深地受了傷。在青少年時期的好幾年裡，我很怕在大庭廣眾之下被瞧見。我永遠不會在週末離開家，我怕學校的同學看見我。那種被巧遇的人嘲笑所帶來的恐懼，是我長期以來苦惱的想法。更重要的是，受到霸凌讓我陷入憂鬱症好多年，在青少年時期，有好幾次我好想輕生。那種每天要去學校和面對那些不是忽視我就是嘲弄我的人的想法，對我來說無法負荷。

　　我把預防霸凌問題當作我人生的使命之一，因為我不希望看見其他孩子跟我遭遇到一樣（或可能更糟）的苦惱。特別是這些其實都可以預防的。雖然現在的我已經跟以前很不一樣了，但有些「心靈疤痕」是會跟著我一輩子的。這些回憶很不幸地將會永遠根深柢固地成為我的一部分。

　　透過我做的研究和個人經驗，對我來說，我更加明白霸凌是關乎生死的問題。如果我們身為一個世界性的社會團體，不回應發生在我們孩子身上的事，他們有些將會永久受創或甚至走向自殺一途（Field & Marr, 2001）。我為我能站出來為霸凌問題發聲感到慶幸，我有這個知識和自我察覺的能力使我的過去變得有其意義，並且讓人了解霸凌的危險。我現在可以竭盡畢生心力來試著對付和消滅霸凌行為。

　　本書其餘的章節將會特別著重於給問題下定義及尋找解決方案。為了要完全賦權我們自己，我們要了解為什麼有自閉症傾向的人會這麼容易成為被霸凌者鎖定的對象。

Chapter 2

易被鎖定的對象：
有自閉症傾向的孩子

　　不幸地，我生長在亞斯伯格症還無法真正被診斷的年代。就算在 1980 年代了，自閉症還普遍被認為是一種需要收容在病院裡的狀態。一直到有自閉症傾向的一些人站出來，並分享他們無比勇敢的故事，如 Temple Grandin、Donna Williams、Stephen Shore 和 Jerry Newport，亞斯伯格症和高功能自閉症才為人所知。

　　一位自閉症研究學者 Lorna Wing 於 1981 年寫了一篇有關亞斯伯格症之父 Hans Asperger 的文章。1994 年，亞斯伯格症終於列入《精神疾病診斷和統計手冊第四版》（*Diagnostic and Statistical Manual of Mental Disorders IV*）（Klin, Sparrow, & Volkmar, 2000），總共經過十三年。

　　現在亞斯伯格症變成一個熱門的主題。這種趨勢有一部分可能是因為最新的統計顯示，一百五十位小孩之中就有一個被診斷出有自閉症（Center for Disease Control and Prevention, 2007）。教育者、家長、社工們和心理師現在都努力在了解這些被診斷的人，以及如何給予他們最佳的服務、教育和照護。過去十年與以前數十年總和相比，有更多關於亞斯伯格症和自閉症的資訊發表，這並不令人訝異。

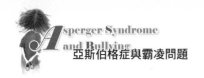

有一件事很確定的是，有自閉症傾向的孩子很容易成為霸凌的目標。霸凌對弱勢受害者產生的影響嚴重程度都可以立碑了。這應該是每位關愛的成人的目標，包括老師、行政人員和家長們，應找尋良方、賦權以處理這個問題。第三章到第八章會提供讀者這些對症下藥的良方。現在，我要著重於為什麼患有亞斯伯格症的孩子這麼容易被鎖定為霸凌的對象。易被鎖定為霸凌對象不表示他們哪裡不對或哪裡做錯，使得他們成為受害者；相反地，問題是霸凌者的行為，我稍後會解釋。

什麼是亞斯伯格症？

首先，亞斯伯格症：

- 跟精神分裂性的人格疾患不一樣，雖然它們有相似之處（Wolff, 1995）。
- 不是人格缺陷，或者是因為父母教不好（Attwood, 1998）。
- 不會產生冷血的人類。

有亞斯伯格症者大部分的日常生活困難，可以回溯 Wing（2001）提出的缺陷三元素。

第一，也可能是最為人所知的，是社交互動的缺陷。有這種症狀的人通常跟人相處的樣子，會讓社會大眾覺得不按習俗，甚至不妥當。這整章會探討基本原因，為什麼患有亞斯伯格症的人有社交困難，以及這如何讓他們易被霸凌者鎖定。

第二個缺陷是溝通，這在後面會有更詳細的討論。一般來說，有亞斯伯格症者懂很多字彙，而且很會講話，但是跟別人說話的時候，極可能是很冗長和單方面的。當有人使用隱喻和象徵性的語言，他們也有可能對於某些語言中的細微差別有理解困難。有亞斯

伯格症者的語調和抑揚頓挫很不一樣。有人可能很會表達，像演戲一樣，也有人講話很枯燥，像乏味的大學教授。雖然有不同的溝通問題，但通常看得出來他們有困難。

最後一個 Wing（2001）在她的文章中提及的缺陷，是一個人的思考和訊息處理過程。有自閉症者會表現出刻板的行為，比如，重複做某些事情，或對感興趣的一種或多種主題蒐集大量的資訊。這些行為都跟這缺陷有關。這缺陷另外一方面會造成看事情非黑即白的模式。除此之外，還提到有亞斯伯格症者天生很值得信賴，因為他們很少說謊。由於天生容易受騙，而且容易相信別人所說的，他們不看事情的黑暗面。

我相信，患有自閉症和亞斯伯格症的人對事情以因果關係和固定模式觀之。「如果 A 是正確的，那 B 一定是正確的。」通常有亞斯伯格症者會認為，「A」是正確的，那「B」也總會是正確的，沒有例外。如果一個有亞斯伯格症者開始相信一個人，在這個人還沒真正得到該得的信賴以前，就達到親信的地位了。理論有如：如果他人很好，他就永遠不會對我說謊。

這句話的關鍵字是「永遠」。我們知道，就算好人有時候也會說謊。但是對於有亞斯伯格症者來說，這種情況似乎是無法想像的。這可以被歸納為非黑即白的思考模式。

在我童年和成人過程中，有很多次我都容易把人理想化，且把他們都歸類為天使。同理，人如果沒能達到我的期待，就會全部被歸類到壞人之列。如果以前我理想化中的好人，做了什麼讓我覺得傷人的事，他就會自動從好人變成壞人，我不會多問。我過去幾年一直以來要學習的課題之一便是：人並非皆好或皆壞，我們都有數種程度的黑暗面。這個對有亞斯伯格症者來說，是個很難理解的概念。

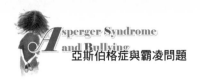

亞斯伯格症的複雜程度

了解亞斯伯格症是個高度複雜的結構是有幫助的,並不是像《精神疾病診斷和統計手冊第四版》那樣淺顯易懂。明白這種症狀的複雜程度,有助於敏銳發現患有亞斯伯格症者的弱勢之處,且可以更了解如何在別人的侵略行為中保護他們。

專家通常都把亞斯伯格症定義為一種神經生理的疾病,且表明在溝通和情緒處理中有缺陷。這群專家提到,有亞斯伯格症的人要面對感覺統合協調的不同和挑戰。儘管這些說法都沒錯,很多專家卻鮮少討論或著墨有關這些人特徵的差異性有多大。很有可能兩個人都有亞斯伯格症卻有極不同的人格,即使他們有相同的基本診斷。例如,有亞斯伯格症者有可能是內向或外向、精通數學或有數學學習障礙;他們有可能是運動健將或電腦怪胎、技術高超的專業人員或藍領階級。因為亞斯伯格症是廣泛的,各式各樣的人格差異都有可能在有亞斯伯格症的群體裡找到。

或許就是這樣廣泛的差異,讓亞斯伯格症的結構如此獨特。這種亞斯伯格症的非黑即白及多樣性的本質,或許可以說明多數患有亞斯伯格症者的獨特人格。然而,一個共同的威脅還是在的,他們是易被鎖定受到霸凌的對象。

問題有多嚴重?

有一個研究保守估計,94% 患有亞斯伯格症者常常為霸凌所害(Heinrichs, 2003)。另外一項研究發現,二十二名十一到十九歲的自閉症孩子中,有二十二位習慣性地成為同儕欺負的受害者(Konstantareas, 2005)。其他研究報告指出,同樣的這一組群受到

霸凌的機率是一般孩子的四倍（Little, 2002）。Olweus（1993）再次提到，人一旦被選擇為「鎖定對象」，就會常常被重複鎖定。

這些統計粉飾了一幅相當冷酷的圖。為要更了解整個問題的視野，有必要去體會亞斯伯格症的複雜本質。既然亞斯伯格症有很多似是而非的議論和差異性，這裡要著重的依舊是相同性，及每個患有亞斯伯格症者的特質是如何增加被鎖定的機會，成為易被鎖定遭霸凌的對象。

低挫折容忍力

有一個行為常見於大部分有亞斯伯格症的孩子，那就是無法承受挫折。這是因為不同因素的結合。就如先前提到的，有自閉症者的感覺統合可能有很大的差異，甚至超出了一般人覺得舒服的範圍（Attwood, 1998）。這些人有可能對外界刺激異常敏感，比如螢光燈、嗡嗡聲，或穿著某些衣服的材質，導致個人很嚴重的不舒服。異常敏感也可能發生在一個很平靜的環境，可以幫助他自我平靜或舒適的狀態下。

同理，對外界刺激異常不敏感的人，就需要持續性的感覺刺激。這類型的人可能會很渴望觸覺、動覺和視覺的刺激，為了要讓生理調節和平衡。有些有自閉症傾向的人因味覺不敏感，他們就需要口腔刺激（Bogdashina, 2005）。意思是他們可能會把異物放進他們的嘴巴裡，像是鉛筆或紙張。

當一個有亞斯伯格症的小朋友上了小學，環境就開始變得無法預測和喧鬧。鐘聲和火警鈴聲有可能會突然響起、可能會有陌生的代課老師、課表可能因學校集會而有所更動、任何一天校車都有可能會晚到或由不同司機駕駛。對於那些挫折容忍力低的人來說，無

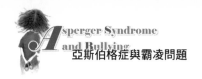

法預知事情有如敵人。大部分的人可能對於學校天天改變的事情毫不知覺，但是相同的改變會很容易讓一個有亞斯伯格症的小孩恐慌。挫折容忍力降低會引起崩潰。崩潰就會使一個人的行為不妥當、不受約束且無法控制。

低挫折容忍力如何增加被鎖定為受霸凌對象的機會呢？請讀以下故事。

伊利是個有亞斯伯格症的八歲小男孩。每天早上起床上學的時候，他總是很難扣上上衣的扣子。他通常可以扣上面三個扣子，但是對於下面的幾個扣子就有所困難了。他總是用喃喃自語來反應他的挫折。「白癡啊……嘎？為什麼我就是扣不起來？我對這件事真反感。」

他的弟弟哈利聽到了，笑他：「伊利，你怎麼這麼笨啊？停止這怪異的行為吧！」

伊利的學校今天有消防演習，但校長並沒有事先用廣播提醒學生警鈴會響起。當警鈴大作時，對伊利的神經系統來說真是個衝擊。他馬上把耳朵摀起來，開始有神經性的頭部抽搐，而且撞頭並發出怪異的聲音。伊利走到室外，但心情焦躁。當其他小朋友對於不用上課而且可以到外面幾分鐘感到興奮的時候，伊利卻是一臉驚恐。他的同學發現他臉上的表情就走過來：「喂，聽著，伊利。你怎麼了，膽小鬼嗎？你的頭在幹嘛？你真是個十足的怪胎。」

當天過了不久，伊利有數學課。老師給他一組二位數的乘法問題，當他做完要繳交作業的時候，老師退還給他，命令他重做。雖然他答對所有的問題，但是他沒有把計算過程寫出來。伊利很生氣地跟老師說：「這真是個沒水準的作業。我都可以全部算在腦子裡，為什麼還要我寫出來？」

「因為我說了算，伊利。你能不能不要質疑背後的邏輯去做一件事？」老師回答。

伊利的低受挫力在幾方面增加了他受到霸凌的機會。他的完美主義很自然地在他和老師之間埋下對抗性的衝突，其他同學也有看到這種情況；他對扣上衣扣子有困難導致情緒潰堤，可是弟弟卻笑他；他對火災警鈴聲的異常敏感，且無法預測事情的發生，讓他的同學很容易把他在運動場上設為目標。記得嗎？崩潰會讓一個人凸顯出來！事實上，在學校任何不尋常的行為，都會讓一個人比較容易成為霸凌的目標。

單一趨向性

　　著名的自閉症推廣者 Wendy Lawson（2005）常常提到，有自閉症傾向的人天生有單一趨向性（montropism）。單一趨向性指的是在神經正常的人（非有自閉症的人）和有亞斯伯格症的人之間，執行功能時的一種不同。

　　要了解單一趨向性，要藉助它的相反詞──多重趨向性（polytropism）。大部分的人天生都是多重趨向性，在做很多事情的同時，多重趨向性的人比單一趨向性的人較沒有困難，他們可以不費工夫協調不同的技能，成功地同時完成很多事。例如，一位祕書得同時接電話、招呼客人、泡咖啡給上司喝、規畫行程、打備忘錄，和完成他被要求的工作。一個單一趨向性的人要做這麼多工作實際上是不可能的，因為專注於一項活動以上會讓心理過分負荷。

　　大部分的學校環境都是適合多重趨向性，但不適合單一趨向性的人。通常一個正常的上學日都會有很多轉換；甚至在小學裡，學生需要專注於一個接著一個的學科。一個單一趨向性的人比較容易在社交情形下變得有缺陷，他們專注於任何一件事的細節，比起平均分散注意力在很多不同的刺激容易。在社交場合裡，單一趨向性

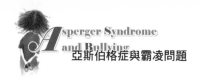

會被解釋成沒有了解其中的意思，或沒有進入溝通的情境裡，反而只求專注於如何能延續一部分的對話。另外，多重趨向性的人比較能在對話中轉換話題。這種無法很順暢地從一個話題轉換到另一個話題，會導致有亞斯伯格症的人顯得僵硬和不協調。我們會在本章稍後用聽覺訊息處理困難的例子，簡單複習單一趨向性的概念。

　　我們來看看這如何使一個人容易成為霸凌對象的關聯性。

維恩是一位十四歲有亞斯伯格症的小男孩，才剛從學校回到家。他看著他的掌上型電腦（Palm Pilot），知道他七節課都有作業，而且明天要繳交。然後，維恩的媽媽突然要他去轉角的超市買一些晚餐要用的東西。維恩歇斯底里了起來，而且有點崩潰。「喔，媽，請不要這樣對我。我要發瘋了，不要叫我做這個。」

　　維恩弟弟的朋友稍後對此評論了一番。「維恩，你就當作你媽要你去廷巴克圖（Timbuktu，編按：非洲馬利中部城鎮，昔日曾為猶太貿易中心），只是在轉角而已，有什麼大不了的？嘿，你真自私。」

　　隔天，維恩只完成了要繳交作業七項中的三項就去上學了。上自然課的時候，老師請大家把生物作業拿出來，維恩忘了寫。維恩很慌張，而且開始要在教室裡崩潰了。「天啊，作業在哪裡啊？我有做這樣作業嗎？我的天啊，在哪裡啊？我不敢相信我忘了。」

　　老師說：「維恩，你連續三個作業都遲交。我得坐下來跟你身邊的人聊一聊，你得要更用功才行。」

　　之後，有位同學嘲笑他：「維恩是個特教生……維恩是特教生！」其他同學也開始嘲笑維恩。終於到了午餐時間，維恩可以自己坐在自助餐廳，感覺比剛剛的焦慮輕鬆了。但是過了不久，他開始覺得很孤單，決定去另外一桌試著融入其他學生的對

（續下頁）

話。很幸運地沒有人叫他離開，至少不是馬上。他的同學們正討論著昨晚看的最新電視節目，然後話題跳到學校這禮拜五的舞會，大家開始討論起小甜甜布蘭妮。話題一下又轉移到了超級盃（美式足球比賽）。當大家在聊超級盃，維恩還在想學校的舞會。維恩鼓起勇氣問大家一個問題：「嘿，大家知道你們要跟誰一起去學校的舞會嗎？」

他的同學們一臉不悅且很煩地說：「小伙子，我們已經沒有在討論那個了啦。你在作白日夢啊，白目！」他們開始笑他。維恩不知道他做錯了什麼。

這個故事告訴我們，維恩因為單一趨向性的本質而被負面認定。他的社會覺察較弱，被誤解為在作白日夢。我們來回想這兩天所發生的事。第一，他為隔天要交的七項作業不知所措。在這之前，媽媽請他去超市，更減低了挫折容忍力，且造成崩潰。一個多重趨向性的人可以比較輕易地處理這七項作業，且去超市也不會有問題。隔天，當要求他把忘記寫的生物作業交出來，維恩的挫折容忍力又再度被挑戰了。因為維恩的完美主義態度和他沒有繳交作業內化的罪惡感，讓他在教室裡崩潰了。這種不成熟的表徵讓他變成很明顯的鎖定對象，所以他之後一直被同學叫作是「特教生」。最後，因為維恩的緩慢訊息處理而無法跟上對話，這樣不適切的社交也讓他成為鎖定的對象。單一趨向性讓維恩很難從一個主題轉換到另一個。他「卡在」一個剛剛討論的主題，且無法轉換到下一個。當同桌的同學們在討論超級盃，他還被學校舞會占據了心思。當維恩選擇了一個很大的社交挑戰，想融入他們的談話中，他反而讓自己疏遠了全部同桌的學生。

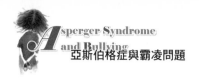
動作困難

眾所皆知,有亞斯伯格症和自閉症傾向的人有粗大和精細動作困難。一個人有動作困難的時候,就會用很不尋常的方式在團體中顯得突出。他有可能寫字、做美勞、上體育和從事體育場上的活動都有困難,我們來看看吉米的例子。

吉米是個有亞斯伯格症的九歲男孩。上體育課的時候,老師叫吉米爬繩索。他是隊伍的最後一個,班上其他同學都順利完成了任務。當輪到吉米的時候,他很驚恐。他知道他做不到,但是也害怕被看扁了。當吉米試了並不幸失敗後,吉米的同學利用了他的弱點。「吉米,你這軟腳蝦,你滾去女校啦!真可憐,你甚至連繩子的一半都爬不上去。」

稍後,大家都在玩的時候,吉米在運動場上走來走去。他最後決定去玩足球。球傳給了他,他把球直接踢給敵方隊友。幾分鐘後,他又失誤地把球踢往反方向,讓敵方得了分。一位隊友走過來對他說:「我們再也不想讓你參加我們這隊,你不知道你在做什麼。」

現在是美術課時間。老師要吉米畫一幅全家福。雖然他很愛他的家人,但是他的精細動作很差,無法畫出跟同年齡一樣的程度。他的老師過來跟他說:「吉米,我請你畫一幅全家福,而你卻用圓圈和線條在畫竹竿人。我確信你可以做得比這個更好,我要你重做這項作業!」

易受欺騙

當我還是個小男孩的時候,我常常和爸爸去老虎球場(Tiger

Stadium）看底特律老虎棒球隊。有一次我的朋友跟我們一起去，在球賽中，他開玩笑地跟我說，有一位球員跑到外野的時候在對我眨眼。我信以為真了，直到他開始狂笑，告訴我他只是在開玩笑。相信別人所說的是件好事，但是有時候，這會帶給有亞斯伯格症的人麻煩。以下是另外一個例子——法蘭克的遭遇。

> **法**蘭克是一個八年級有亞斯伯格症的學生。在上體育課的時候，法蘭克的同學共同策劃想陷害他。他們告訴法蘭克，體育老師華森女士請他去女更衣室的櫃子裡拿一樣東西，法蘭克照做了。他進去女更衣室，只聽到一群女生尖叫。在他知道發生了什麼事之前，他已經在副校長的辦公室被譴責侵犯女孩子的隱私權。

聽覺訊息處理遲緩

　　想像你的身體被攻擊，你會怎麼做？很自然地，你會試著保護自己。但如果無法這麼做呢？假設你每次要保護自己，總是在你直覺要動作和真的揮拳之間有那十到十五秒的延遲，這樣不是對你很不利嗎？

　　這個狀況跟有亞斯伯格症的孩子處理言語暴力是一樣的。很多有亞斯伯格症的孩子都有聽覺訊息處理延遲的現象。迅速反應對他們來說幾乎是不可能的，因為他們的腦袋就是需要多一點的時間去解碼輸入的訊息，他們的回應時間會比較慢。這種延遲妨礙了一個人適時回應的能力。

　　雖然很多有亞斯伯格症的人是單一趨向性，有些人還無法過濾不相關且從非聽覺感官進來的資訊。換句話說，一個人被過量的資

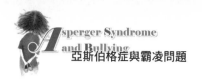
訊過度刺激，刺激是由其他「感官管道」進入的，比如視覺、噪音和觸覺，而干擾了聽覺管道。

傑克是一個有亞斯伯格症的十三歲小男孩，他因為聽覺和感官使用問題而對「反駁」有困難。

> 傑克總是被同學們找麻煩。被騷擾後十分鐘，他才想到他剛剛應該怎麼說，但是為時已晚。杰德是他最大的敵人。每天杰德都用一個不雅的名字稱呼傑克。今天杰德叫他白癡，當傑克在想著怎樣「反駁」，他發現老師正在對操場上的一群小朋友大聲吼叫。他看見一群女孩子在玩跳房子，同時他漸漸覺得熱且不舒服。上述所有的觀察和感覺一直在襲擊傑克，讓他無法專心思考該怎樣「反駁」杰德。

不像視覺訊息發生得比較緩慢，聽覺訊息發生是一瞬間的。不難想見有亞斯伯格症的孩子對此會感到困擾。之後的內容我會談到背稿，及如何幫助有亞斯伯格症的人在口語上保護自己。

非語言線索理解的問題

很多有亞斯伯格症的人有視覺和空間訊息處理的困難。這個事實重要之處是，大多數的非語言線索都是用視覺解碼。

解讀他人的肢體語言和閱讀文章的字句最大的不同，就是前者比較模糊不清，但後者不會。所以，這也是為什麼有亞斯伯格症的人有可能成為視覺學習者，但同時卻連帶有視覺和空間訊息處理的困難。解讀肢體語言時是無規則可循的，這個是訊息進出抽象的過

程。溝通有 85% 是非口語的（Young, 1998），不利於有亞斯伯格症者習得成功的社交技巧。

這裡的例子說明有解讀身體語言困難會如何成為霸凌的目標。

瑪格莉特是一位有亞斯伯格症的十三歲小女孩。一位同學對她說：「瑪格莉特，我們多麼慶幸有你在這裡。」她把這話當真了。瑪格莉特沒有注意到，同學把手放在她的屁股上，且眼珠子轉來轉去。她也沒有發現，所有女孩子也都在使著眼色。她只有聽見「我們多麼慶幸有你在這裡」。

瑪格莉特回答：「我也很高興我在這裡。」

特殊的興趣

亞斯伯格症的文獻中，最常提到的主題之一便是發展某特殊興趣的癖好。一個特殊的興趣代表當一個人對於某主題累積了非常多的知識。這些興趣有可能看似相當獨特，比如，知道關於棒球幾乎涵蓋所有的統計數字和歷史。另一方面，特殊的興趣有可能是很難懂的，比如，了解地圖上所有美國州際高速公路的路線，或從 1930 年至今所有大奧普里秀（Grand Ole Opry）[1] 的統計數字。特殊的興趣之所以這麼顯著，是因為它通常不包括一般受歡迎的文化（電影、流行音樂、時尚）。學校一定會學到的主題不會涵蓋這些。這些人對於一、兩種特殊興趣變得很專注，甚至到著迷的地步，這樣他就無暇發展其他所有可能的興趣。

---

1 譯註：大奧普里是美國田納西州納什維爾城（Nashville）上演的一種鄉村音樂戲劇。

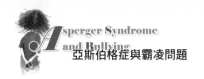
當我還是個小男孩的時候，我知道每一條美國快速道路的起訖。我以前常常很自豪地跟其他小朋友說，90 號州際高速公路東邊終點是靠近羅根國際機場的波士頓，西邊終點是在西雅圖。回首那時，我可以了解為什麼分享這些資訊並不是交朋友最理想的方式。但是，當我十二或十三歲的時候，我誤以為我會讓別人對我特殊的興趣印象深刻，因為他們可以看到我是多麼聰明。結果，我相信他們只是覺得我很怪而已。

缺乏約會經驗

國際作家和演說家 Tony Attwood（1998）準確地提出他對有亞斯伯格症的高中生的看法。他說，通常同儕都會以為這些人是同性戀。理由很簡單，很多有亞斯伯格症者因為他們的社交發展遲緩，尚無約會的經驗。青少年時期，當男孩子開始炫耀他們的性生活如何豐富，而有亞斯伯格症的孩子通常連初吻的經驗都還沒有。要特別說明的是，大部分有亞斯伯格症者都是異性戀，所以同儕的假設往往是錯誤的。

有自閉症的族群因為弱勢受到霸凌，同性戀族群其實也是主要被霸凌的對象。如果有亞斯伯格症的人因為缺乏約會經驗被懷疑是同性戀，這將帶來災難。

李奧是個十八歲有亞斯伯格症的高中生。雖然他對班上幾位女同學有情愫，但是他從未跟任何一個女孩子約會。因為在某些社交場合不確定要如何表現，李奧很害怕在女生面前表現出不當的社交行為。畢業舞會在即，李奧看見所有的同學都有女伴，只

（續下頁）

有他沒有。某位同學說：「李奧，你四年來從來沒參加過學校任何一場舞會，你是同性戀還是怎樣嗎？」

另外一位同學附和：「對啊！李奧，我從沒有看過你和女孩子出去閒晃。你有什麼心事嗎？」

李奧很快回答：「我不是同性戀。你們在說什麼啊？」

「那為什麼我們都沒看見你跟女孩子走在一起？為什麼你都沒有女朋友？」

李奧被他同學誤解了。雖然他是異性戀，但是因為同學們都沒見他跟女孩子走在一起過，就覺得他是同性戀。事實是因為李奧的社交困難限制了他跟女孩子約會。李奧的同學們看到的是他的亞斯伯格症，不是他的性向。然而，性向被恥笑有可能增加他是否為同性戀的疑慮。如果他真的發現自己是同性戀，那嘲笑將會放大他不被同儕接受的感覺。

文化文盲

文化文盲牽扯到一個人沒有能力，或缺乏動機去了解時下流行的文化發生了什麼事。就像先前說的，有亞斯伯格症者的興趣通常都是難懂和排斥其他興趣的。如果一個男孩把所有的時間都花在研究昆蟲、美國南北戰爭，或閱讀史蒂芬·霍金（Stephen Hawking）[2]，

---

2 譯註：史蒂芬·霍金是英國物理學家，被譽為繼愛因斯坦之後最傑出的理論物理學家之一。

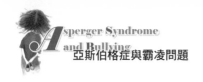

他就很難有時間去在乎凱莉‧克萊森（Kelly Clarkson）[3]最新的音樂專輯。如果有亞斯伯格症者缺乏流行文化的知識，這樣對於他跟同儕相處是不利的。這個問題如何影響了辛蒂？請讀以下故事。

辛蒂是個有亞斯伯格症的十一歲女孩。在家裡，辛蒂能想的、能說的都只有電視節目《我愛露西》。她對這個節目很著迷。在她的房間裡，她會跟洋娃娃玩，假裝一人分飾《我愛露西》裡的每一角。她知道這個節目完整的歷史及每一個情節。

在學校，她所有的話題都是《我愛露西》。她的同學都對她狹隘的興趣感到很無奈，且常常告訴她不要再沉迷下去了。有一天，辛蒂去見她的治療師，說沒有人要跟她玩。她的治療師很快地追溯她問題的基本面，然後告訴她，她需要也願意去聊聊別人的興趣。辛蒂不了解這概念，但是願意去試試看。

隔天，學校同學都在討論《美國偶像》這個電視節目。辛蒂沒有看過這個節目，而且不感興趣。事實上，她從來沒有聽過這節目。當她跟一群女孩子坐在一起的時候，她完全不知道她們在說什麼。為了要試試看治療師的建議，她打斷對話，不誠實地說：「我很愛這個節目。」

她同學回應：「真的嗎？那你覺得明天晚上誰會被投票淘汰？」

辛蒂不知道要說什麼，只好問：「投票淘汰？這是什麼意思？」

全部的女生用疑惑的眼神看著她。「你不是說你喜歡這個節目，你連投票淘汰是什麼意思都不知道？」

辛蒂的謊言被拆穿，而且還被發現跟同儕沒有任何共通點，她感到困窘極了。

---

3 譯註：凱莉‧克萊森是第一屆美國偶像冠軍得主，成名曲為〈美夢成真〉（Breakaway）。

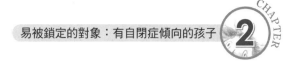

缺乏想像力

　　很多患有亞斯伯格症的人有難以置信的想像力，這點很重要。每個時代都有很多偉大的思想家被懷疑有亞斯伯格症，而且很多書也喜歡這個主題。但是，Baron-Cohen 和 Craig（1999）指出，很多有自閉症的小朋友缺乏想像力。其實，這個特徵是自閉症診斷準則之一。 這個特徵在亞斯伯格症中並未被如此宣稱，但是當然可以用很多方式來說明。

　　例如，一般而言，我們可以觀察到有亞斯伯格症的人不喜歡說謊。說謊需要一定程度的想像，因為說謊本身不是事實。缺乏想像力也可以從小時候不太會玩扮家家酒遊戲看得出來。很多遊戲都跟想像力有關，例如，很多童年的遊戲需要角色扮演，像「警察抓小偷」這種類型的活動可能對有亞斯伯格症的人造成問題。

　　我有一位朋友是個自閉症顧問。她跟我解釋她有一位十一歲患有亞斯伯格症的個案，要跟這個孩子玩躲貓貓都有困難。那個男孩甚至堅持我這位顧問朋友每次都要躲在同一個地方，這樣他才知道去哪裡找到她。我朋友覺得很難跟他解釋，如果躲貓貓每次你都知道別人躲在哪裡，就不好玩了。再次說明，因為他缺乏想像力（而且很固執），對他來說，他不太會玩一個適合十一歲小朋友玩的遊戲。另外一個十二歲有亞斯伯格症的男孩彼得，也有這個特徵。

　　雖然彼得也希望同儕可以喜歡他，但他一直很難讓別人接受他。有一部分是因為他的疾病所造成的誠實所致。有一天，彼得班上的同學在老師座位上放了一個放屁枕。當老師坐下以後，

（續下頁）

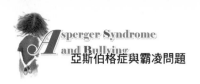

四面八方來的學生笑聲令老師很生氣。「如果沒有人自首的話,全班都要受罰。」老師大叫。

彼得看見是誰幹的,他毫不猶豫地大叫:「是貝瑞幹的!」全班都看著彼得,因為他剛剛破壞了一個最大的不成文規定。

「貝瑞,我要你整理整理書包,去見菲利浦校長。謝謝你,彼得,你真是個好學生。同學們,如果你們可以多像彼得一點,這個世界會比較美好。」

那天稍後,貝瑞和其他幾位同學在操場上攔住了彼得。「你死定了,聽見沒有?你今天真不應該來學校,抓耙子。我要把你揍到屁滾尿流。放學後在升旗台見!」

怪異的語用

很多患有亞斯伯格症的人講話像「小教授」,因為他們的語用過於早熟(Attwood, 1998)。他們懂的字彙甚至多得讓人咋舌,但是要他們在適當的對話情境中使用可能有困難。我們也要了解,患有亞斯伯格症的人會用很具體且刻板的方式在表達和理解語言。如「精疲力盡」(意思是我很累)或「長舌婦對我喋喋不休」,對有亞斯伯格症的人來說可能很難懂。確實,字面上的意思和語言實際表達的意思,兩者都會讓一個人成為霸凌者鎖定的對象。想像以下是一個十歲有亞斯伯格症的男孩對一個人所說的一段話:

你可知否?我方才跟家父說,今天後院的花是多麼本質地清新啊。家母是個種花專家和愛花者,我也愛花。這些花

真是令人歎為觀止和婀娜多姿啊。它們很典雅地讓我開
心。

這段話有幾個地方要注意。第一，雖然這男孩使用了一些很艱
澀的字，但是有一些是不適當的。「本質地」和「典雅地」很明顯
在這個情境裡沒有意義，雖然對一個十歲小孩來說是很進階的用
詞。另外，這個男孩用很正式且精緻的方式講話，很明顯會讓他自
己和同儕疏遠了。你可以想像一個十歲的小朋友聽完這段話會有什
麼反應嗎？他可能轉身走開或開始取笑這個男孩了。不管是哪一種
反應，怪異的語用會讓這些孩子成為霸凌者鎖定的對象。

摘要

以下幾點和有亞斯伯格症的人易成為霸凌的對象有關：

- 低挫折容忍力會讓一個人在環境中的生活能力降低。挫折忍受
  力會隨著無法處理感覺刺激、完美主義和無法預測而變低。當
  挫折增加且達到引爆點的時候，會導致崩潰，這樣的差異讓一
  個人在團體中格外醒目。
- 單一趨向性讓人很難一次專注於多項資訊。這會讓某些人在對
  談中錯過重要的資訊，而且像卡住一樣。這樣會對一個人的社
  交技巧有害。
- 動作困難讓一個人減低和課業有關的寫作和畫圖能力。而且，
  使得體育課非常富有挑戰性。動作困難的問題很容易在操場和
  教室中發生。
- 易受欺騙的特質讓一個人完全相信他所聞，因此成為大眾嘲笑
  的焦點。

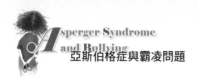

- 聽覺訊息處理問題導致聽覺訊息處理緩慢,而很難迅速想出如何反駁。
- 非語言線索理解的問題會使得解讀身體語言較困難,且導致誤解同儕的訊息。不能了解大家都知道的默契會讓同儕很挫折。
- 特殊的興趣可能會讓人覺得你是怪胎,且其他學生可能會覺得這些興趣很無聊。
- 缺乏約會經驗會讓人誤以為你是同性戀。
- 文化文盲也是個問題,因為大部分的青少年對話都是繞著現在的流行打轉。有亞斯伯格症的人可能會被恥笑不知道某些熱門的話題。
- 缺乏想像力使得在進行需要有想像力的遊戲時產生困難。另外,如果在不合時宜的社交場合說出事實,會招致同儕的反感。
- 怪異的語用常會聽起來像是「小教授」在講話,這樣很難跟同年齡的小孩相處。

Chapter 3

賦權受害者

前一章節分析了為什麼有亞斯伯格症的孩子會讓自己成為霸凌者的對象和受害者。這章會探討一些具體的方法賦權給受害者，讓處理霸凌問題更有效，而且幫助他們處理負面的經驗。

受害者的無能為力

一般來說，受害者會感到無能為力，因為他們很少能控制他們的生活。就像那些被父母家暴的小孩一樣，沒有法院的命令無法搬離家中；那些受到霸凌的小朋友也無法自己選擇轉學，就算他們可以轉學，去到別的學校也可能受到霸凌。事實上，有些研究指出，除了牢犯之外，大概沒有任何一群人比這群孩子對環境的選擇性還要少（Dziuba-Leatherman & Finkelhor, 1994）。受到霸凌的孩子沒有離開學校的自由，或做出可以改變這情況的行為。從另一角度來說，他們是環境中的牢犯，看不到逃脫的方法。

有亞斯伯格症的人比其他受到霸凌的孩子更無選擇，因為他們甚至沒有能力去反應自己受害。在受到霸凌的情況下，不知如何反應，和甚至不知道自己已遭霸凌了，這大大減低一個人可以適當做選擇的能力。例如，如果我的老闆在虐待我而不自知，我可能不會選擇離開我的工作；如果有人在暴力的婚姻中，他（她）沒有察覺那就是暴力，那麼此人大概也不會離婚或尋求諮詢。

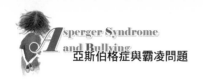

要我們在生活中做選擇，我們必須知道我們何時受害了。沒有這個察覺，幾乎是不可能有所行動。

有亞斯伯格症的孩子通常不知道自己受到霸凌了。家長們也常常跟我分享他們的挫折，他們說，孩子都不跟他們講在學校受到霸凌的事情。很有可能是那些小孩自己也不知道受到霸凌了。

因此，是否能察覺霸凌也是個教育議題。察覺自己受害應該要寫進個別化教育計畫（Individualized Educational Paln, IEP）裡，這樣當霸凌發生的時候，孩子才有能力知道到底發生什麼事。

雖然有些孩子並不十分清楚自己成了受害者，但他們通常知道有什麼不好的事情發生了。直覺地，他們知道自己跟別人不一樣。他們的自尊可能因為不斷地受害而降低。換句話說，就算每天受害的負面經驗累積起來，對這群孩子來說，當霸凌事件發生了，依舊無法辨認每一次的受害經驗。這種缺乏自我察覺的能力，使得受害者的無能為力更嚴重。就像是有生理症狀但不知道是什麼在作祟。比如，我有單核白血球增多症（腺熱）的症狀，但是我沒有診斷結果，我不會知道如何治療我的病。我可能為無力和疲倦所苦，但是沒有醫生診斷，我可能為我的生理問題下一個結論：應該是身心失調或杞人憂天的關係。假設沒有人告訴我需要休息和避免劇烈運動，我的症狀只會更糟罷了。同理可證，假設有亞斯伯格症的孩子不知道他們受到霸凌了，他們不會知道要怎樣有效地應付，且這種影響只會更糟而已。

在上一章裡，我提到我小時候的特殊興趣是州際高速公路，其他小朋友不時會因為我的特殊興趣而笑我。但是我錯誤地接收他們的反應，還以為他們崇拜我。他們會問我某條州際高速公路的起始點，我以為他們的問題是出於興趣而非作弄我。現在我長大了，我可以回頭看且清楚知道，這些同學們只是要透過不斷地跟我討論我

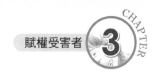

的「詭異的興趣」，來揭發我有多怪。因為我有亞斯伯格症，對我來說，我很難讀懂同儕的意圖。

讓察覺霸凌成為 IEP 的一部分

在美國，個別化教育計畫的存在，是為了幫助接受特殊教育服務的學生能在學校裡成功，並且由學校和家長一起擬定。IEP 是以學生的弱勢（所以是從弱勢出發而不是從優勢出發）為目標，訂定年度目標和短期目標來改善這些弱勢。IEP 其中讓人挫折的一項是，他們大體著重在學生不能做的事，而不是以學生的強項做基礎來發展。

但是，IEP 提供一些服務和調整準則以幫助有需要的學生成功。大部分的調整包括考試時間延長，可以用計算機、電腦或筆寫，參與職能治療等，很多都著重於學業和主科上。但是，對於有亞斯伯格症的學生，重點應該包括把發展社會目標納入課程裡。社會目標之一應該是察覺霸凌意圖的發聲，及當它發生時應該怎麼做。Heinrichs（2003）建議，這個讓孩子察覺霸凌的目標（或有關缺乏察覺的能力），應該放在 IEP 的現階段教育表現（Present Levels of Educational Performance, PLEP）項目裡。現階段教育表現以質性和量化的資訊，來說明學生在各領域現階段的表現。在現階段教育表現裡會有的一段描述，應該像是「馬丁一天之中至少會哭兩次來反應霸凌事件」。

當霸凌發生時，在現階段教育表現裡可能會描述：馬丁很少報告他受到霸凌；也可能提到，有 80% 的同學在自評中不願意花時間跟他一起。假設採取 Heinrichs 的例子，給馬丁的年度目標可以是：與至少一位班上同學發展和維持人際關係（Heinrichs, 2003）。

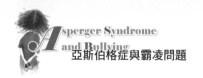

一個短期目標的例子則像是：馬丁在某年某月某日的時候，會試著增加受歡迎程度或接受度（用自陳式的測量方式）。

然而，Heinrichs 提醒，如果這樣擬訂 IEP 的話，其中一個危險在於有可能讓孩子認為受到霸凌是自己的錯；如果他改變了，霸凌就會減少。請閱讀以下虛構的行為目標，然後判斷是否有隱含的判斷：「在下一次的自評中，當小朋友被問到是否喜歡花時間跟比利一起玩，比利會得到 50% 肯定的答案。」

對這個行為目標一個合理的解釋是：它暗喻為了要被其他同學接受，是比利需要改變。我相信，這樣的行為目標是很不切實際，且會讓比利失敗。教導比利察覺他受到霸凌，比試著評量他的同儕是否喜歡比利的發展還來得重要。建立融合的環境是學校的目標，不是每一個小孩的責任。從一個比較宏觀的角度來看這個問題，責任應該是學校和老師的，他們要宣導每一個孩子都應被其他孩子所接受。一個更好的年度目標可以是：比利這學期會察覺霸凌事件，而且當霸凌發生的時候，能有技巧地應對。

這個目標並沒有要求比利以任何形式改變他的人格。然而，當有人侵略他的時候，它教導比利所需要的技巧。在第七章，家長會學到怎樣幫助賦權他們有亞斯伯格症的小孩，以察覺開玩笑的嘲笑和惡意的霸凌之間的不同。

說與不說

我數不清有多少次自己被問到（或聽到別人被問及）家長該不該告知孩子他們有亞斯伯格症。稍後會提供我的意見，讓我先說明這如何跟賦權受害者有關。

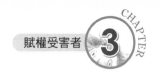

提姆和泰迪都是有亞斯伯格症的十四歲小朋友。他們不認識對方，但是住得很近，只有幾哩之遙。他們都在十二歲的時候被診斷出有亞斯伯格症，而且在學校常常受到霸凌。他們兩者最大的不同是：提姆的父母決定不告訴提姆他有亞斯伯格症；而泰迪的父母決定要告訴孩子。每天提姆受到霸凌的時候，他總是內化而且責怪自己。他知道自己一定哪裡跟人家不一樣，只是說不出是什麼。像這樣常常想著自己為何跟別人不一樣，讓他很憂鬱。泰迪也一樣憂鬱。他的父母告訴他，他有亞斯伯格症，而且他覺得這是個宣判死刑的話。他把其他人霸凌的行為合理解釋成因為他有「疾病」，使他遠離了其他人。

　　我不是故意要反對大部分人的想法，我提供了兩種截然不同的論點來說明，為什麼說出或不說出診斷都不好。在我的專業生涯中，我見過大力擁護說出來的臨床師，也有強烈反對的人。公說公有理，婆說婆有理。不說出診斷會導致很多困擾和混亂，當霸凌發生的時候，有亞斯伯格症的孩子知道他們跟別人不一樣，但是缺乏真正的了解會造成負面自我形象；另一方面，告訴孩子診斷有可能會標籤化成「有缺陷」，他知道這個消息以後有可能變得更憂鬱。

　　有亞斯伯格症沒有什麼好丟臉的，這不代表宣判死刑，也不是人格缺陷。事實上，亞斯伯格症是一種神經生理的不同滿它讓人透過異於常人的眼光來看待這世界。很多人懷疑美國前總統傑弗遜（Thomas Jefferson）和其他很有名的天才都有亞斯伯格症，這群人並沒有因此而埋沒了光環（Ledgin, 2002）；反之，是這光環和獨特性讓他與一般人不一樣。不幸的是，那些跟別人不一樣的人（或在一群人中引人側目的人）通常就是那些在成長過程中遭遇到同儕傷害的人。

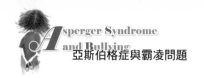

當然，並不是每一個有亞斯伯格症者都是天才，但是大部分我見過有亞斯伯格症的人都有某種獨特的人格特質、興趣或天分。Gail Hawkins（2004）說，這些獨特性給了社會極大的貢獻。探討自閉症很有名的一位作家 Gillberg（2002）同意，有亞斯伯格症的人是世界的珍寶。然而，這群人通常就是在童年的時候遭遇到同儕傷害的人。原因很簡單——因為他們跟別人不一樣。

孩子們有權力知道，他們的不同其實是有個名稱的。這個名稱不能解釋他們整個人，但是，確實可以提供一些額外的資訊來幫助自我了解。有很多小朋友拒絕接受診斷，而且甚至不想談論這個話題。這群小朋友可能會繼續困惑和憂鬱，原因很簡單，因為他們不知道他們的不同導因於一些與生俱來的特徵。

如果父母不告訴他們的孩子診斷結果，他們應該是期待著終有一天小孩長大後會自己知道。一般來說，人需要有自我認識才能接受自己。亞斯伯格症的診斷結果可以是達成這目標的資訊。如果一個小朋友沒有被告知這個診斷訊息，他長大知道這個診斷的時候，一個很合理的假設就是：患有亞斯伯格症一定有什麼不對的地方。例如，我十二歲的時候被診斷出來，但是直到成年才知道這件事，我會想為什麼我的父母要隱瞞這件事？是不是亞斯伯格症有什麼不好的地方，所以我父母不想讓我知道？

藉由告訴你的孩子診斷資訊，你傳達出有亞斯伯格症沒有什麼好丟臉的。你在去除無解的老問題所帶來的困惑和痛苦：「為什麼是我？」你反而用知識在賦權你的孩子，讓他們知道跟別人不一樣有可能是給有亞斯伯格症的孩子一份特別的禮物。就像是我的朋友 GRASP 的執行長 Michael John Carley 所說的，如果他能選擇神經正常，他寧願不要。他喜歡跟別人不一樣。

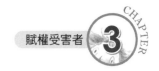

尋找模範角色

其中一個能賦權有亞斯伯格症者的就是去找一位有這樣傾向的成人來當良師。當我二十七歲被診斷患有亞斯伯格症的時候，我從來沒有見過誰有亞斯伯格症，我沒有可以拿來跟自己做比較的對象。然後，我在田納西州的納什維爾（Nashville）參加了我第一次的自閉症研討會，讓我有機會見識到很多聰明絕頂且饒富創意患有亞斯伯格症的人。我很訝異，他們是一群很親切、能言善道、成功且風趣的人。這讓我在被診斷後的失意期燃起很大的希望。

一個模範角色可以幫助你的孩子處理受到霸凌的經驗。一個模範角色可以很真誠地體會，因為他們會一起分享受過霸凌的經驗。有一個模範角色可以讓有亞斯伯格症者見識到成功的人雖帶一些搏鬥傷疤，但是他們走過很相似的路、走出陰霾，並有好的結果。

環境再造

Gray（2003）建議利用環境再造來避免霸凌的發生。我前面說過，很多有亞斯伯格症的孩子對刺激異常敏感，而造成在學校崩潰，且讓他們看起來很不一樣。我用一個孩子在演習時對火警鈴聲生理的反應為例，他引起了霸凌者的注意。如果老師早知道這樣的行為是因為受到聲音很大的刺激，老師可以建議當天學生帶耳機到學校以蓋住耳朵。這個辦法可以增加學生的自主性，也可以減低孩子的不尋常行為導致受到其他人的霸凌。

如果自助餐廳太吵，員工可以安排小伙伴陪伴這個有亞斯伯格症的孩子在離餐廳遠一點的地方吃飯。有亞斯伯格症的孩子可能因為餐廳的吵雜而失去判斷力，而易受到霸凌的攻擊。如果孩子需要

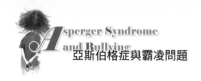
幾分鐘來轉換課堂,這個要求應該被允許,甚至寫在 IEP 的特殊服務部分。

假設有亞斯伯格症的瑞奇兩堂課之間只有四分鐘可以拿書、上廁所、吃藥,並走到學校的另外一頭上課。這有可能對他來說是個艱鉅的任務,因為有太多事情牽扯在一起。當他到達上課地點的時候,他已經累壞,而且很焦慮其他同學會一直注意他。

然後老師叫他的時候,他可能還無法適當地回答,因為他才剛鬆了一口氣趕來上課,且仍無法注意別的事情。這個情境可能會讓其他學生恥笑他。

Ann Palmer(2006)是一個有自閉症孩子的媽媽,曾經要求把她孩子的櫃子放在一個很有愛心的老師的班級裡。回想起來,我覺得 Palmer 女士的想法對當年還是個學生的我應該是很有幫助的。另外一個想法就是,可以指派一個同儕小伙伴幫助有亞斯伯格症的小孩轉換課堂。如果瑞奇準備上課有困難,那個同儕小伙伴就可以說:「嘿,瑞奇,該是收拾鉛筆和把書收起來的時候了。」如果把這些調節方案寫進 IEP 會很有幫助。

一個安全的避風港

就像我之前說的,崩潰如同發給霸凌者一張邀請函來發現獵物。崩潰是一種完全失控的訊號,會發生在遭自身環境所壓迫而導致無法在攻擊時做出防衛的時候。因此,學校停止製造讓有亞斯伯格症的孩子有崩潰機會的環境,是刻不容緩的。

在 IEP 裡提供亞斯伯格症的孩子一個安全的空間,讓他們在快崩潰時使用,是很重要的。這是個很符合邏輯且合理的要求。想想看,當你快吐的時候,你會去最靠近的洗手檯或馬桶,你不會就站

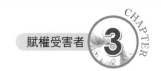

在大家面前直到吐得滿地都是。孩子在學校需要一個安全的處所，讓他們感到要崩潰的時候有地方可去。教導孩子到這個房間，是訓練他們自我控制和練習他們的後設認知能力，也就是管理自己的想法。能夠感覺到要崩潰，比在不對的地方頓時崩潰還要好太多。甚至亞斯伯格症的成人都不時需要安全的避風港。我參加過一些研討會有內設一個專屬房間，讓有亞斯伯格症的人感覺快受不了的時候可以使用。其中一個研討會將它命名為「靜心室」。

很多老師用暫時隔離室作為學生的處罰，這是一種我不太喜歡的方式。然而，暫時隔離室和安全避風港房間應該是不一樣的。安全避風港的空間不應該拿來當作處罰或獎賞，這個房間的目的是有助於預防崩潰，和撫慰那些有可能在崩潰邊緣的人。

偽受害者

研究指出有一種心境，叫作偽受害狀態（false victim mentality）（Besag, 1989; Perry, Perry, & Kusel, 1988），發生於一個人不論在什麼狀況總是覺得自己是受害者。在學校，就像是有人對職員一直抱怨有人笑他或霸凌他，即便那不是事實。

有一些證據顯示，亞斯伯格症的孩子有這種潛在可能，原因如下：第一，他跟成人在一起比跟同儕在一起還要舒服，因為成人較成熟，且較不會傷害他們。這個事實在一般文獻裡很常見。跟同儕在一起較不自在但跟成人在一起較自在的結果，讓亞斯伯格症的孩子可能會試圖說服老師他被某人霸凌，如此這孩子就能成功引起成人注意與同情，順便合理化需要跟同儕保持距離。

第二且可能是最大的原因，就是有亞斯伯格症的孩子通常無法分辨無傷大雅的玩笑話和霸凌行為。有亞斯伯格症者只照字面解

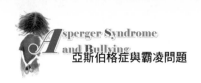

釋，無法了解複雜的細微差異，或一些玩笑會讓別人單純的行為被誤會成故意傷人。因此，有時候開玩笑會被亞斯伯格症的孩子解讀成有霸凌的企圖。老師和家長們需要注意這個可能性。在第七章賦權家長中，會提供一些策略給有亞斯伯格症的年輕人，以協助他們分辨好玩的玩笑或惡毒的恥笑。

會挑撥的受害者

Boulton 和 Smith（1994）創造了「會挑撥的受害者」（provocative victim）這個詞，代表有人不是故意（以一種侵略的方式）挑撥其他人，但卻可能因而受到霸凌。

很多有亞斯伯格症的孩子是無可救藥的老實（Wing, 2001）。「傑很笨，我不要跟他一起合作」，有可能是有亞斯伯格症的孩子會說的一時評語。這種評語很具有挑撥意味，且會導致批評，並激怒對方。為了避免這個狀況發生，把這種無意侵略行為的解決策略寫進 IEP，不失是個好方法。對這個小伙子而言，他學習不要在別人面前說他們的壞話是很重要的。這個簡單、具體且容易遵守的準則，可用來避免有亞斯伯格症的人遭遇麻煩。

杞人憂天和思考停止

亞斯伯格症的孩子常常缺乏彈性（Ozonoff & Griffith, 2000）。就像先前提到的，他們的執行能力（計畫、組織、想策略）讓他們很難在同一時間做很多事情。由於缺乏統整性，因而很難見微知著。所以，到底這些用白話來解釋是什麼意思呢？

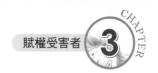

- 如果你無法從社交場合中的小細節來了解整個局勢，那你很有可能就會不知道大家在講什麼。

- 如果你不知道大家在講什麼，那你就很可能在一個杞人憂天或恐慌的狀態。你會焦慮接下來會講什麼，而導致你犯更多社交錯誤。

- 如果你總是處在一個焦慮的狀態，你會整天一直用你的精力去擔心不好的事情將降臨。這可以解釋一部分患有亞斯伯格症的人每天所經歷的焦慮。

Brown 等人（1986）指出，中學生到青少年這一群如果常常受到重複的霸凌行為，很司空見慣的是，他們對未來將總是會杞人憂天。當一個人杞人憂天時，無助和無能通常是最主要的感覺（Seligman, 1975）。

Wing（2001）說，有亞斯伯格症的人有一種不尋常的能力，能感覺到別人的負面能量。因此，他會不想跟那些他感覺不喜歡他的人打交道。

了解有亞斯伯格症的孩子天天所經歷的焦慮後，我們可以很合理地下結論，他們會持續對以下相關的主題表現焦慮：

- 活動的轉換。
- 環境的變化。
- 沒有「劇本」的社交場合。

我們可以邏輯性地推論，那些常常擔心社交場合的孩子會乾脆遠離人群。如果他們沒有學會替代的適應方法，除了會常常在學校整天感到焦慮外，還會成為崩潰的高危險群。如果他們是崩潰的高危險群，那麼他們也是受到霸凌的高危險群。

Ross（1984）提出一種認知方法來對付杞人憂天，叫作思考停止（thought stopping），他的方法是讓孩子們列出他所擔心的事裡

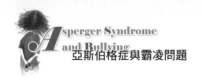

所有正面的部分。另一個思考停止的方法是,很簡單地教那孩子在負面思維襲腦時,大聲地說:「停!」(Lazarus & Wolpe, 1966)這些認知方法是很簡單的練習,可用來幫助學生鎮靜下來,重新評估情況。

性向

我說過,很多有亞斯伯格症的青少年因為缺乏約會經驗,會被同儕看作是同性戀。Henault(2005)的臨床發現也有類似的觀察,他說,同性戀傾向在有亞斯伯格症的族群中是被高估了。對於那些有同性戀傾向的亞斯伯格症者,他們所受到的痛楚和疏離感一定是很大的,這些人需要全面去接受自己是誰。自我接納在不友善的環境中是很罕見的,老師和學校必須建立歧視和騷擾同性戀是不被允許的氛圍。很多學校建立了同性戀/異性戀聯盟,這是個好的開始。就像有亞斯伯格症的人會因為他們的與眾不同而受害,同性戀也是。兩者的與眾不同能被學校有職權的人物接受是很必要的。

社會孤僻的原因

建立友誼是童年發展一個很重要的任務(Hartup, 1996)。研究指出,那些常常受到霸凌的人,一般來說就是那些朋友較少的人(Brooks, Bartini, & Pellegrini, 1999)。大部分有亞斯伯格症的孩子缺乏龐大的社會支持系統,意思是他們沒有很多朋友。

當我是七年級生的時候,一位學校諮商師說我讓自己很孤僻。她打電話給我父母,建議把我安置在社交技巧團體裡,那時候也叫團體治療。我爸跟我說,這群孩子和我一樣都是在社交上比較有困

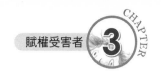

難的人。光聽這個描述,你猜我會想參加這個團體嗎?我給你一個提示:不!結果我真的去了,一週一次維持了將近一年。但是每次去我都會狠狠地對抗我爸媽。

有趣的是,當有機會跟同儕打網球,我從不說不。事實上,暑假的時候,我都會跟我同年齡的人打網球,一天打八個小時。所以,團體治療和這個網球團體有什麼不一樣?答案是,打網球是我可以跟別人分享的特殊興趣。老實說,我上網球課的時候從來沒有受到霸凌,這也可能是另一個我喜歡打網球的原因。

有些有亞斯伯格症的孩子天生就內向,不喜歡跟人社交;有些有亞斯伯格症的孩子則極度喜歡跟人社交,試著要融入但是失敗。我肯定是前者。我社交容忍的門檻在大多數的場合很低,只有在跟我特殊興趣有關的活動會比較高。

這意謂什麼呢?找尋患有亞斯伯格症的孩子喜歡的相關活動很重要,這些活動比任何一種社交團體更能建立自尊和自信。現今,任何可以想像得到的興趣基本上都可以找到團體,有時候只是需要家長和老師們起身幫忙一下。

你如何知道這個孩子有沒有特殊興趣?當我爸第一次帶我去練習棒球,我馬上就想放棄;當他要我參加游泳隊,同樣的結果發生了。但是,當我把網球拍握在手中的第一天起,我就愛上它了!去社區網球俱樂部打網球,我從不抱怨。所以答案很簡單,如果孩子喜歡那項活動而且不排斥,那項活動有很高的機率是個特殊興趣,或至少是個值得一試的活動。

值得一提的是,成功的社會互動不一定是跟同年齡的孩子。一個很普遍存在亞斯伯格症文獻中的事實是,他們和較自己年長或年輕一點的人相處起來比較舒服。或許有亞斯伯格症的人去療養院當義工,可以獲得社會刺激,且感受到自尊的增加,或許有亞斯伯格

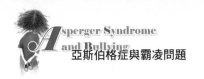
症的人可以到課後日托中心幫忙，進而增加他的領導能力。我重申有亞斯伯格症的人通常在傳統的社交場合表現較不好。學校舞會、橄欖球比賽和課後活動可能不是有亞斯伯格症者可以表現的場合。尋找特別的場合讓有亞斯伯格症的人可以發光發亮，或至少感覺舒服的地方，應該是優先的目標。

衛生保健

我記得有幾次在學校，同學說我不衛生。我因為缺乏自我照顧能力被恥笑，而且常常覺得很丟臉。Gillberg（2002）說，衛生習慣不好有可能是有亞斯伯格症的孩子和青少年主要的問題所在。大抵這些問題都跟感覺統合有關係，孩子可能不喜歡刷牙時牙齦接觸的感覺，或吹風機的噪音，或蓮蓬頭噴水在身上形成的水壓。

可以理解的是，有些需要每日清潔的事項，對有亞斯伯格症的人來說是不舒服的。然而，除了代表身體警訊之外，體臭和口臭才是被恥笑和受到霸凌的主要來源。因此，提出這些問題是很重要的。可以選用軟毛牙刷，或看看是否有替代的方法來清洗身體和洗頭髮，像是泡澡而不要淋浴。協助孩子了解衛生習慣負面的潛在健康和社會結果。

防身術

不論什麼原因，動作笨拙是有亞斯伯格症者的特徵。Hans Asperger（1944/1991）說，他的雙親也有很嚴重的行動問題。Tantam（1991）說，在他的研究裡，六十名患有亞斯伯格症的人有90%呈現動作笨拙的現象，這些人因為動作能力差和維持平衡

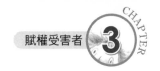

有困難，不利於自我防衛。霸凌下的受害者不只是受到言語暴力，還有肢體暴力。

我建議每個有亞斯伯格症的孩子可以接觸某種防身術訓練。這不僅能讓他們認識自己的身體，必要時還可以增加自衛能力。

分享好消息

當我念中學的時候，我以為人們會一輩子苛刻待我。我猜你會說我是個厭世的人，我的想法是人們會用殘酷對待我這一生。當時，我認識某個八十歲的人對我很好，我以為那只是因為我是個小孩。我以為當我到了八十歲，大家仍舊會像今天一樣殘酷地對待我。

當然，身為成人我們知道，這個陰鬱的看法並非事實。大部分的人長大後都變得對人比較好，大部分的大人不會把快樂建築在別人的痛苦之上。這不是說霸凌行為和受害問題不會發生在成人時期，但是程度上當然不一樣。

我希望我在十二歲的時候能早一點了解，當我年長一點，人們會對我好一點。或許我就不會經歷中學時期總想著人們會對我殘酷一輩子，我可能就有柳暗花明又一村的希望。

鼓勵領導機會

一般來說，那些看起來像領導者的人沒有受到霸凌，他們是被尊崇、尊敬的。以前可能有一段時間，大家認為有自閉症或有亞斯伯格症的人不能勝任領導者的角色，但是那些日子已不再了。

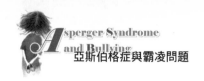

　　有亞斯伯格症者如果在對的情況下，可以擔任好各種不同的領導角色。我的大表哥亞瑟也有亞斯伯格症，他已經三十多歲了，他就是個最好的例子。當他還是個小孩時，他不是很外向，因為他整個青少年時期常常受到霸凌。某一個夏天，他去參加紐約州凱特史吉爾斯區（Catskills）的夏令營。在那兒，他接受了猶太教和烹飪藝術的洗禮。就是在這裡，他發現了他的兩個特殊興趣：下廚和猶太教。他現在在麥特羅底特律區（Metro Detroit）最棒的餐廳之一當主廚。

　　大約十年前，亞瑟把他的興趣帶進了宗教，而且在教堂擔任領導者的角色。他的教堂是全美最多猶太信徒聚會的教堂，他現在是做禮拜的首席領賓員，負責無家可歸週（猶太教重要活動），且是董事會的成員之一。最近，他獲頒年度最佳男人獎，在超過三百人參與的晚宴中接受表揚。

　　或許亞瑟內在一直都有領導的潛能，但是直到成人時期才發揮出來。我一直在想：假設有大人提早引導他領導的潛能，他小時候還會受到霸凌嗎？我想應該不會。

　　最近我在高中對一群有亞斯伯格症的學生演講。當我進教室的時候，有一個年輕小伙子走過來自我介紹，說：「我不能待太久，我得準備好去舞會。」之後有老師告訴我，他是橄欖球隊隊長，同時是學校最受歡迎的學生之一。另外一位我見到的學生，很成功地經營學生會。最近的新聞中提到，有一個來自紐約北邊有自閉症的青年，在高中籃球聯賽的最後一分鐘連續投進六個三分球，幫助他的球隊晉級州決賽，他登上了頭條。他早在穿上制服、踏上球場前，就讓自己成為球隊的領導者了，不論是教練的得力助手或送水小弟，只要給他機會，他就能變成球隊英雄。

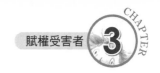

只要提供有亞斯伯格症的人領導者的角色，他們會是很有趣且有能力的理想領導者：

- 他們是可以依賴的。
- 不食言。
- 力爭自己所相信且不會一味地遵從別人。
- 很專注且堅定。
- 是很誠懇、不做作的。

這些領導特質通常是有亞斯伯格症者同享的。

考慮在家教育

在家教育並非對每個人而言都是合適的，而且不是個可以等閒視之的決定。然而當所有方法都失敗的時候，這將成為很實在的替代方案，來取代有亞斯伯格症者每天在學校所受的折磨和傷害。考慮在家教育的家長可能已經試過其他所有的替代方案，因為這需要家長方面大量時間的投入。

家長需要考慮在家教育他們的孩子，如果：

- 孩子在學校常常有身體危險，且學校看起來不太會處理這個問題。
- 孩子試過好多間學校都沒有成功。
- 繼續上學會犧牲孩子的心理健康。
- 轉學區或地點是不可能的。
- 家長有時間、教育背景和資源去組織和執行在家教育方案。

我最常聽到家長的擔憂是，在家教育會讓孩子沒有跟同儕一樣的人際互動機會。如果人際互動的意思是天天受到霸凌和羞辱，那

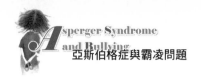

就放棄吧！當一個人的能量都專注在「只要過完一天」，想要有好的課業表現是很難的。

如果家長利用時間安排與孩子興趣相關的課後活動，他還是可以獲得很可貴的社交經驗。如果只是因為一個人得到的社交經驗是不依慣例的，這並不代表這個經驗較無價值。記住，亞斯伯格症者本來就不按牌理出牌。

擬訂一些良方

對大人來說，他們要盡力避免有亞斯伯格症的孩子崩潰，這一直以來都是壓力。然而，有時候崩潰是無法避免的。當它真的發生了，老師們需要有知識和專業來考量環境壓力來源，包括受到霸凌。霸凌等同環境壓力的一部分。Heinrichs（2003）提到，很多長期受到霸凌的孩子會激烈反應這個事實。當亞斯伯格症的孩子被推到極限的時候，有時候會變得很偏激以保護自己。

為了保護自己而採取不適當的行動，對有亞斯伯格症的孩子來說，零容忍（zero-tolerance）政策有時候會造成嚴酷的結果。我建議當孩子過度反應的時候，把所有環境情況考慮進去，而不是只看他的行為，把這個寫進 IEP 裡。

摘要

- 大概只有牢犯是唯一一群比定期受到霸凌的孩子還擁有更少自由的人了。
- 亞斯伯格症的孩子並非總是了解到自己是遭受霸凌的受害者。
- 不知道何時會受到霸凌，讓孩子處於一種無能為力的狀態。

- IEP 的現階段教育表現部分，可以說明學生分辨何時受到霸凌的當下表現。

- 年度目標和短期行為目標應該幫助學生獲得這種辨識力。

- 孩子需要有人跟他們解釋亞斯伯格症，來幫助他們提升而非減低自尊。

- 有亞斯伯格症的模範成人可以幫助孩子了解，在受到霸凌的議題上他們並不孤單。

- 學校結構再造可以幫忙孩子免於崩潰，因而減低霸凌機會。

- 有亞斯伯格症的學生在學校需要一個安全的避風港，讓他們在覺得要崩潰的時候有地方可去。

- 為了獲得大人的注意，有些有亞斯伯格症孩子的行為會像是「偽受害者」。

- 有時候，有亞斯伯格症的孩子會無意地促使別人霸凌他們。

- 當他們發現自己對未來杞人憂天的時候，「思考停止」會在認知上幫助有亞斯伯格症的孩子。

- 有亞斯伯格症的同性戀者需要像異性戀學生一樣被接受和支持。

- 鼓勵孩子參加有關他們特殊興趣的社會活動。

- 尋找方法改善衛生習慣，因為不好的衛生習慣會導致被恥笑。

- 鼓勵孩子參加防身術活動。

- 鼓勵領導機會。

- 如果其他選擇都失敗，則考慮在家教育。

- 擬訂一些良方來了解因自我保護而產生的偏激行為。

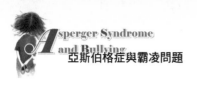

Chapter 4

賦權旁觀者

研究預防霸凌其中讓我很震驚的是，旁觀者的角色十分重要。幾乎我所讀的文章或書籍都很關注旁觀者的角色。藉由自身受害的經驗，我可以了解，為什麼旁觀者的漠不關心讓我長年受到這麼頻繁的霸凌。

我成長過程中常感到無助。回想這些時間點，我可以想到幾點是對我最有幫助的：

- 如果有一位旁觀者對正在霸凌我的人說：「就別再煩他了啦。」
- 如果有一位旁觀者公開譴責霸凌者行為，且邀我去坐在他那桌吃中餐。
- 如果有一些旁觀者能站在我這邊，且以朋友相待。

可悲的是，以上提到的這些情節很少發生。沒有幫手的我有時只能任由霸凌者處置，因為我完全毫無援手。顯而易見，沒有人感動到足以幫我出頭。沒有採取行動和漠不關心，讓我自覺沒有用且羞恥。旁觀者沒有表現出支持我其實傳遞了一個訊息：他們覺得我受到霸凌者的這種對待是活該。

在這個章節，會探討旁觀者的角色，和旁觀者介入對解決霸凌問題的重要性。

採取行動和預防霸凌的方法之一，就是讓每個人都參與，特別是旁觀者。這是因為我們還是相信，大部分的人有好的人格，且會幫助需要幫助的人。

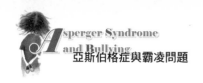

　　大部分有責任感的人看到不公平的事情會說出來。如果有人看到媽媽在打小孩，那個目擊者會把這件事向兒童保護服務處（Child Protective Services）報告。很奇怪的是，學校霸凌發生時就很少採取相同的行動。正常人在早年就習得一種與生俱來的沉默準則（Heinrichs, 2003）。這個沉默準則類似這樣說的：不管你看見什麼，不要說！

　　想想這種社會訊息是多麼傷人，且讓霸凌的受害者有多痛。如果一個大人揍了另一個大人，會有刑責來處理。但是，當一個孩子揍了另一個孩子，他不會遭到什麼結果，最多是留校察看或退學。這一定有不對勁。為什麼不是無論什麼年齡，攻擊了就算是真的攻擊呢？

　　本章極力倡導對旁觀者最重要的介入就是涉入。學校應該試著建立一種文化，讓孩子能為對方挺身，且當一個孩子看見別的孩子有麻煩時，自然就會去幫助那個孩子。我們不要把旁觀者的涉入當成是雞婆，這個行為應該被視為呵護。旁觀者涉入的理論基礎就是：霸凌是反社會行為，而且是錯的。

什麼是霸凌？

　　我們等一下再回到旁觀者的概念，首先我們需要說清楚霸凌要如何被定義。

　　霸凌的過程一開始一定有權力不平衡的情形，然後企圖確認權力大於另外一個人，決定要傷害，再來是威脅更多的侵略行為——通常是隱藏的，不是可以大聲說出來的（Coloroso, 2003）。

　　Coloroso 繼續說，如果還不解決，接著第五元素就會發生：恐懼！

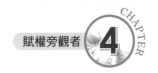

我們藉由傑酷和比爾怪咖的角色來分析每一個元素。

□ 權力不平衡

為了增加或強化不平衡的權力，一個人會從支持基礎中而得到助長。支持基礎越強，不平衡的權力越大。如果傑酷想要霸凌比爾怪咖，沒有人支持他的話，他就比較不容易成功。傑酷的「支持基礎」就是範圍內的旁觀者。如果旁觀者沒有插手，且沒有告訴傑酷霸凌不對，那傑酷就比較有可能繼續霸凌比爾。如果沒有權力不平衡的情況，一個人就無法在另一個人面前伸張權力。當霸凌者接收到同儕支持，那就很可能有權力不平衡的情況發生。有 85% 的霸凌發生在有其他孩子在場的情況（Coloroso, 2003）。此一事實指出，霸凌是一種社會活動，且通常不會獨立發生。

□ 弱點利用

有不平衡的權力接著就會急於利用他人的弱點。當傑酷看到自己的權力大於比爾怪咖的時候，他就會想要執行他的權力。就像是把錢存進銀行戶頭一樣，一個人有越多的錢，就會越想花那筆錢；一個人有越少的錢，這人就會越節儉。

□ 傷害的企圖

當一個人的權力大於另外一個人，且有那個能力去執行權力，下一步就是傷害那個人。換句話說，一個真正的權力不平衡意指有能力傷害另一個人，不論是生理的、情緒的，或兩者。傷害另一個人，權力不平衡事實上也就不證自明了。

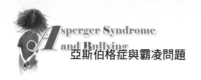

❏ 更多侵略行為的威脅

當一個霸凌者發現，他的權力足以傷害另一個人的時候，霸凌者會喜歡那種感覺，而且可能會提升他的自尊。霸凌者不想失去握有權力的感覺，所以，他就會讓受害者知道會有更多的侵略行動來臨。

受害者經歷的基本情緒就是恐懼。受害者永遠不確定在何時何地自己會被鎖定為攻擊對象。長期下來，妄想症開始吞沒了受害者。

❏ 亞斯伯格症患者的恐懼被放大

這種恐懼對亞斯伯格症患者來說甚至會更大，原因如下：

- 有亞斯伯格症的人比較難忍受轉換和驚異。受到霸凌通常就是一種驚異，因為霸凌者是無預警地攻擊。這種類型的攻擊會對有亞斯伯格症者的神經系統有額外的負擔。

- William Stillman（2006）說，有亞斯伯格症的人是超敏感的人類。這意思是，有亞斯伯格症的人沒有像神經正常的人有情緒保護罩，因此，每次受到霸凌累積下來會感覺更精疲力盡和驚恐。

- 有亞斯伯格症的人比較傾向非黑即白的思考模式，意思是他們可能會想最嚴重的狀況，即使有人只是想好玩地跟他們相處（這一點在第七章會有更多探討）。

Coloroso（2003）說得好，一旦恐懼產生了，霸凌者不會畏懼報復的結果而減少攻擊。因此，學校對霸凌的紀律不會比同儕反對及同儕行為還來得有效。就像之前曾建立的觀念，權力不平衡存在的原因是因為其他孩子寬恕霸凌行為。沒有旁觀者的支持（或甚至

漠不關心），霸凌者便失去了所有的鼓舞。如果霸凌行為沒有社會獎賞，誰還會要去霸凌別人？沒有其他人的支持，霸凌者的自尊不會提高。也因此，在這些情況下，霸凌就削弱了。

這章接下來的部分，是要了解旁觀者可以支持在霸凌下的受害者的方法，以及重整旁觀者支持的方法。

旁觀者介入方案

Heinrichs（2003）說，旁觀者介入方案會是非常有效，但是不常發生。通常旁觀者涉入的時候，他是在沒有團體支持下這麼做的。大部分的人不想為了一個不受歡迎的孩子出頭，而拿自己的社會生態來冒險。很多人害怕如果跑去幫助受害者，其他孩子會以為他和受害者有友誼存在。因此，旁觀者的介入方案是個很冒險的做法。

如果學校學生有一個團體信念，認為霸凌是社會不能接受的行為，那霸凌所得到的鼓舞就會比較低。可惜的是，這種信念並不存在於大部分的學校中。那我們該如何著手建立呢？

旁觀者類型

Coloroso（2003）發現，有五種不同的旁觀者類型：

1. 霸凌的追隨者——擔任主動霸凌的角色，但不是他發起的。
2. 支持者／被動霸凌者——支持霸凌，但是不擔任主動霸凌的角色，也就是說，他會恥笑和叫囂，但是主要是站在旁邊。
3. 被動支持者／可能的霸凌者——喜歡霸凌但是不表現出支持。
4. 不涉入的觀眾——沒有選邊站，只是對於情勢漠不關心。

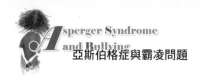

5. 可能的防衛者——不喜歡霸凌且認為他應該要幫忙，但是沒有這麼做。

當然也有真正的防衛者，但是少得可憐。有趣的是，大部分的人落入「可能的防衛者」（possible defender）類型，意思是他們不喜歡目擊霸凌。也就是說，大部分的學生不喜歡霸凌，且認為他們應該要幫忙，但是依照他們的道德羅盤而終未採取行動。Carol Gray（2003）引用了一個數據，一百個孩子中有八十四位看到有小朋友受到霸凌是有同情心的，但是同樣這群小男生和小女生不會當防衛者。事實上，Craig 和 Pepler（1995）做了一個研究來確認 Gray 的發現。以下是他們所發現的：

- 有 85% 的同儕（旁觀者）涉入霸凌情況。

- 同儕鼓勵了 81% 的霸凌情況。

- 同儕對霸凌者比對受害者友善。有興趣幫助受害者，且特別接受反霸凌，以及安撫同儕爭執訓練的同一群同儕，在處理同儕爭執的時候，通常是跟霸凌者站在一起而不是受害者。

- 在霸凌現場的同儕有 13% 的情況下會涉入。

這些統計數字很清楚地呈現大部分學生是想伸出援手的，但是最後沒有這麼做。如果一百個孩子有八十四位對受害者是採同情的態度，但是這同一群孩子大部分卻對霸凌者比較友善，這其中一定大有玄機。「可能的防衛者」怎麼會如此助長霸凌行為，但同時又對這些受害者感到同情呢？答案很簡單：社會壓力！

我們來看有亞斯伯格症的孩子，這樣的問題甚至更明顯。在第二章提到，有亞斯伯格症的人較難得到旁觀者的支持，原因很簡單，因為他們大部分沒有很多朋友。結果很極端的不平衡在霸凌者和有亞斯伯格症的孩子之間產生了，因為支持霸凌者的旁觀者或在旁漠不關心的人數越來越多。

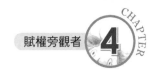

　　這也是為什麼我一直在本書中建議，指派一名同儕指導者給有亞斯伯格症的孩子。同儕指導方案在學校實行很有效。我拜訪了一些密西根的高中，他們的同儕指導方案減少了對有自閉症傾向的孩子的霸凌現象。有了這些方案，有亞斯伯格症的孩子自然地融合在主流社會環境。他們在吃午餐的時候，會被同儕邀請一起坐，而不是一個人晃到離自己最接近的空桌。他們的同儕指導「小麻吉」可以成為社交幫手，來協助有亞斯伯格症的孩子解讀社交線索。

同儕指導方案

　　同儕指導方案是幫助有自閉症的學生融入主流社會環境一個很棒的方法。這些學校在實施同儕指導方案時，會讓非自閉症（neurotypical）的學生上課，使他們了解基本的自閉症，然後他們就可以成功地身兼有自閉症的孩子的同儕指導者。藉此他們還可以拿學分，且可以把這個經驗放在履歷表上。要讓同儕指導方案成功的話，有幾個前提，我建議以下幾點：

- 規定同儕指導者要在學校以外花點時間熟悉他將要指導的人。三點放學鈴聲響起不代表社交生活就結束了，生活仍會繼續，且對大部分的國高中生而言，放學以後跟在學校一樣得有人際互動。如果同儕指導者拒絕實行這個規定，那麼很有可能他不會成為成功的同儕指導者。應該要規定非自閉症的同儕指導者在學校以外的時間，跟他的「小麻吉」相處至少幾次。理想的做法是，學校應該鼓勵同儕指導者能帶著學生參與一些學校以外的社交活動，這樣有自閉症的孩子才能學習如何解讀較為複雜的社交領域，而非只限於一對一的互動。

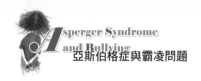

- 應該確保同儕指導最少要當多久，這樣同儕指導者才可能有機會展現以上的能力。假設同儕指導者和有自閉症的學生剛建立好默契，學期就結束了，這樣對有自閉症的孩子來說會是個很大的損失。為了讓這樣的方案能有效執行，同儕指導者一定要投入他要指導的學生一至兩年。

- 同儕指導者應該要給有自閉症的小麻吉他的電話號碼，讓有自閉症的小麻吉在緊急的時候可以打電話。但是有自閉症的學生要同意不濫用這個特權。

- 同儕指導方案實施於六至十二年級是最理想的。中學是有名的發展困難時期，所以這個時期的同儕支持格外重要。簡易版的同儕指導方案可以在小學高年級中實施。

- 在學期或學年結束的時候，當完成了擔任同儕指導者所有的要求，學生通常會因為他們認真的指導拿到學分。同儕指導者主要應是在指導過程中處理孩子所遇到的問題，而不透露有自閉症的孩子的隱私。

可能的防衛者

　　大部分的孩子實在不喜歡霸凌行為，那為什麼他們不涉入呢？這裡有一些學生轉述他們保持被動的原因。

- 我喜歡那個霸凌者。
- 我不在乎那個受害者。
- 那個受害者本身就是怪胎。
- 他（受害者）受到霸凌本來就是活該。
- 我，當抓耙子？絕不！
- 我不想被別人說我怎樣。

- 至少，我這樣的行為沒人說我怎樣，我想維持現狀。

（Coloroso, 2003; Heinrichs, 2003）

所有這些話很明顯都是以害怕為基礎，它們代表大家想要當個防衛者的抑制因素。這也是為什麼「沉默」密碼一直被增強。有可能一個人會失去朋友，且最後受到團體的霸凌。任何人除非預期到同儕支持，不然怎麼會以受害者的角度涉入呢？

我們的目標應該要把「可能的防衛者」變成真正的防衛者。要建立一個團體的信念，這樣當學生在操場上看到有人受害了，他們才會直覺地去幫忙受害者。例如，假設傑酷在旁觀者面前羞辱比爾怪咖，而旁觀者大軍願意去對抗傑酷。衝啊！這個目標沒有不切實際，縱使它很少發生。

建立團體信念

大部分的學校甚至沒有教導旁觀者介入方案的概念，不過，很多學校都仍有霸凌預防方案。但霸凌預防方案若沒有以旁觀者為中心，怎麼會有效呢？

我相信團體教導孩子了解「旁觀者」概念，以及他們扮演的角色是最有效的。大部分的人看到別人受到霸凌時不知道該怎麼做。在團體裡教導這個概念，能確保大家接受到一樣的資訊。一方面也建立團體信念和一種呵護的氛圍，這樣才不會放任殘酷的霸凌行為。因此，建議實施一個「全校性的方法」，讓每個班級和學校集會都能學到旁觀者的概念。以下是一些詞彙，我相信每一個三年級以上的學生都應該知道。

- 旁觀者——看著霸凌事件發生的人。當你看見有人受到霸凌，你自然而然就成為一個旁觀者。

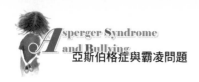

- 霸凌者——一個人試著以取綽號、打、揍或踢別人，讓這個人不好受。簡而言之，就是對被認為較弱勢的人造成他任何的生理或心理傷害。

- 受害者——受到霸凌的人。

當一個受害者受到傷害，旁觀者們應該採取適當的行動去制止霸凌，或趕快告訴大人。Rebekah Heinrichs（2003）相信，如果旁觀者們在這種情況下不行動的話，他們被動地接受了不正義的行為。因此，旁觀者成了願意與霸凌者為伍的共犯。或許沒有採取正確行動的旁觀者應該要承擔一些後果。要視每個學校的特殊情況，可能的選項有：

- 如果旁觀者加入霸凌行為，就算他不是教唆者，他們也要成為該負責的人。

- 如果旁觀者只是觀看這事件，且什麼事都沒有做，他們也應該要承擔某些責任。

旁觀者的漠不關心也會導致霸凌問題，這是需要了解的重點。漠不關心的態度對霸凌者和受害者傳遞的訊息是，旁觀者認可霸凌者的行為，不管這是不是事實。為了營造一個關懷的環境，要讓正確的態度根植於學生的心中。紐約哈德遜（Hudson）的西點軍校（West Point Military Academy）校園是全世界最大的校園之一，在那裡就讀的學生們必須遵守一種榮譽準則。如果某學生作弊被另外一個學生看見，看見的人被要求一定要告發這位同學，就算他們是好朋友。同樣地，如果一個律師看見另一個律師有嚴重的專業失職，這個失職行為需要被呈報至法務當局。一旦沒有呈報會成為裡外都失職（American Bar Association, 2006）。

那麼來個有關霸凌的學生榮譽準則，如何？一種榮譽準則假設一個人看見霸凌事件，他就有責任呈報老師或對抗霸凌者，這聽起

來很過分嗎？會比西點軍校的榮譽準則，或被專業團體沿用的榮譽準則過分嗎？一個學生霸凌另外一個學生，不是和有人作弊是一樣嚴重的罪行嗎？

如果那個榮譽準則沒有存在於西點軍校，那作弊就很容易，且作完弊也很容易打發。榮譽準則中的條文營造一種作弊是不能容忍的氛圍，旁觀者的漠不關心是不道德的規約會營造出類似的氛圍。被動目擊不正義的行為也將會不能被容忍。

如果這樣的推論很牽強，那請回溯之前某人看見媽媽虐待小孩沒有向兒童保護服務處報告的例子。大多數的大人無法只是被動地目擊那種程度的不正義行為，而且他們會用鏡子照照自己，反省自己。但是對於小孩子來說，這種「用另一種角度來看」通常不是最直覺的看法。

有亞斯伯格症的孩子和旁觀者

很多有亞斯伯格症的孩子在操場上通常被貼上「好警察」的標籤，這時常帶給他們與職員以及其他孩子的麻煩。有亞斯伯格症的孩子似乎天生就是防衛者，因為他們好像對行動完後的負面社會結果免疫。他們不是很能察覺替「不受歡迎」的孩子出頭會打破社會的不成文規定。受到歡迎對有亞斯伯格症的孩子來說，並不像對很多正常的孩子一樣來得重要。所以，看來我們需要教導全體學生的技能，對有亞斯伯格症的孩子來說反而是與生俱來的。

對有亞斯伯格症的孩子來說，另一個他們願意當站在第一線防衛者的原因，是因為他們非常有正義感。這在亞斯伯格症的文獻中也非常普遍。有這樣的特質是因為他們強烈地想要遵守規則，即非黑即白的思考模式。

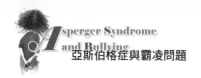

然而，到處打小報告和真正的伸張正義不同。不同點在於到處打小報告只是要讓別人有麻煩而已，但是真正的伸張正義是要保護人。讓有亞斯伯格症的人知道這個不同點很重要。以下這個分辨的好方法有助你記住這個不同點：如果你到處打小報告只是要讓別人有麻煩，那就是壞事。如果你試著要保護人，那把事情告訴大人就是對的事情。

亞斯伯格症的能見度

有亞斯伯格症的孩子比其他同儕更難獲得其他人的支持。原因有幾個：第一，有亞斯伯格症的孩子因為他們社交困難，所以比較少朋友。第二，亞斯伯格症是看不見的障礙。換句話說，表現出來的障礙通常都很「輕微」，意思是那些表現出來的不適當行為看起來像是故意的。一個有典型自閉症或有其他能見度較高障礙的孩子比較容易被同情，因為他們的不尋常行為很明顯不是故意的。這裡有個虛擬的情節可以來解釋這個論點。

> **彼**特是一個有典型自閉症的人。下課的時候，他在操場大吼大叫。達力斯是學校的霸凌者，他走過去恥笑彼特。「大家來看喔！這是浩克・霍肯（Hulk Hogan）[1]。讓我們來聽你吼叫，浩克！喔，浩克，我好怕喔。」

（續下頁）

---

[1] 譯註：浩克・霍肯是著名的摔角選手。

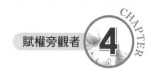

　　老師在要把達力斯帶到校長室以前，一群人圍著他。

　　「達力斯，你是什麼問題啊？別煩他啦！」

　　「對啊，達力斯，你知道自己在幹嘛嗎！不要理這個人啦！他無法控制。」

　　實際上，假如一個霸凌者決定要對有典型自閉症的人找麻煩，這就是可能會發生的情形。每個人會一起圍繞在受害者旁邊，擔任防衛者的角色。但是，如果達力斯要挑釁我們有亞斯伯格症的朋友比爾怪咖，那旁觀者會做一樣的事嗎？可能不會。記得我們第二章舉的例子嗎？當伊利大吼大叫，就因為火災警鈴太大聲，使他的感覺系統負荷不了。當伊利因為這個行為被恥笑的時候，沒有人為他出頭，因為每個人都以為伊利是故意表現得很怪。

　　因為有亞斯伯格症的孩子表現上看起來「正常」，他們的同儕也會期待他表現「正常」。對他人的期待，通常在第一印象的時候就建立了。很多亞斯伯格症的怪異處要花點時間才能發現，所以，有亞斯伯格症的人通常大家會以正常孩子的行為標準來看待。相反地，當第一次見到有典型自閉症的人，看得見的行為差異就很明顯，而且他人的期待也會符合這種差異。

　　有亞斯伯格症的孩子學習必需的社交技巧讓別人有好的第一印象。透過社會性故事、漫畫格中的對話和其他社交技巧訓練，他們可以學到用適當的劇本打招呼和幽默地對話。然而，異常敏感的人負荷過量的時候，並沒有劇本可以遵守。當這發生的時候，其他人就困惑了：這人有時看起來很正常，但是他為什麼現在這麼奇怪？事實上，是他可以把真實的自己在大家面前隱藏起來。

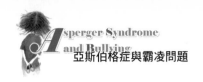
很多時候人們會問我：「尼克，看你在聽眾面前演講的姿態，怎麼會有社交障礙？」原因是我可以矇騙我的聽眾。當我演講的時候，我有稿子可以照念，雖然可能看起來好像我是即席演講。當演講結束，人們問我問題的時候，通常都是一些我回答過好幾次的問題。所以，再次說明我的答案幾乎都是有稿子的。人們看到我演講後，都很難相信我有亞斯伯格症。但是，這不會改變我有亞斯伯格症的事實。

我們應該在班上公開亞斯伯格症嗎？

很多家長對此問題很困擾。一方面，他們知道如果同學了解他有社交障礙叫作「亞斯伯格症」，這孩子會有較多的同情，且會較少受到霸凌。另一方面，家長不想讓孩子被貼標籤而覺得丟臉，而且有可能會因此影響其他孩子看待這孩子的觀點。

事實上，如果同儕知道他是真的有社交障礙，有亞斯伯格症的孩子可以得到比較多旁觀者支持。揭露亞斯伯格症不保證能讓這孩子更受歡迎，且有可能會造成更多的疏離，但是不會再被恥笑和傷害，頂多可能像有自閉症的孩子現在只是純粹被忽視。

同儕排擠是一種非口語隱藏式的霸凌。一個人不斷被忽視，有一個訊息被放大，那就是：沒有人要跟你在一起，你不值得當朋友。我相信這個沒有說出來的訊息，對心理上的殺傷力跟有人真的對你說「我不喜歡你」是一樣的。

當揭露亞斯伯格症會減低被恥笑的同時，它有可能增加疏離。然而，有個一體兩面的事值得檢視。用動態的方法向其他孩子解釋亞斯伯格症是很基本的，但如果只是向學生解釋，亞斯伯格症是一種「自閉症的社交障礙導致溝通障礙」，很自然地，有自閉症的孩

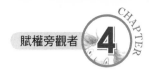

子就會更被疏離。雖然老師們不應該針對亞斯伯格症說謊,但是,很多亞斯伯格症正面的貢獻也應該被強調。

了解亞斯伯格症好的那一面可以參考一個很棒的資源,Tony Attwood 和 Carol Gray(1999)的「發現 Aspie[2] 的準則」(The Discovery of 'Aspie' Criteria)。亞斯伯格症可以這樣解釋給五年級的學生聽。

有亞斯伯格症的人真的是很特別的人。他們出生就以不同的方式來看這個世界。沒有比較好,也沒有比較不好,只是不一樣。有亞斯伯格症的人也是有自閉症傾向的人。有亞斯伯格症的人可以花很長很長的時間專注於某件事情上,這是很多沒有亞斯伯格症的人無法辦到或很難辦到的。很多人認為愛因斯坦有亞斯伯格症。他在發現相對論以前,花了很久的時間專注其中。有誰可以告訴我,為什麼長期專注於某件事是件好事呢?(學生提出原因)同學們,非常好!另外,有亞斯伯格症的人在幾乎每種情況下都會說實話。很多沒有亞斯伯格症的人很難誠實。你們有多少人認為都說實話很酷?(小朋友舉手)我也這麼覺得!有時候,有亞斯伯格症的人也會發現,有某些事情比一般人還覺得困難。例如,嘈雜的聲音對有亞斯伯格症的人是比較難以忍受的。當警鈴響起時,它有可能會傷害他們的耳朵,但不一定會傷害你的耳朵。另外,有亞斯伯

(續下頁)

---

2 譯註:Aspie 是 1999 年 Liane Holliday Willey《假裝正常:與亞斯伯格症共存》(*Pretending to be Normal: Living with Asperger's Syndrome*)書中發明的字。有亞斯伯格症的人通常自稱為 Aspie,是亞斯伯格症文化下的產物。Aspie 以優勢出發,強調如果以此來診斷,亞斯伯格症將不會出現在《精神疾病診斷和統計手冊》。

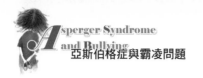

格症的人可能會很難理解各式各樣的對話內容。這不是因為他們很笨！而是因為他們的腦袋跟你們的腦袋運轉的方式不太一樣。再說一次，沒有比較不好，也沒有比較好，就是不一樣而已。最後，有亞斯伯格症的人是很聰明的！同學，你們看，我們每個人都不一樣，我們都有挑戰需要去克服，也有可以跟全世界分享的天賦。

當你要讓同學們知道班上有一位有亞斯伯格症的孩子，請避免以下字句：

- 障礙
- 失調
- 社交上有挑戰性的
- 疾病
- 正常（用來描述有亞斯伯格症的孩子不正常）
- 損傷（就像腦損傷）

使用這些字句一定會讓有亞斯伯格症的孩子被疏離。我們的目的是要讓有亞斯伯格症的孩子融入主流社會環境，這樣他們才能獲得旁觀者支持，並且交到朋友。

有亞斯伯格症的孩子是不一樣的。當老師為班上同學描述什麼是亞斯伯格症時，得解釋這些不同點，有亞斯伯格症的人以不同的方式看待這世界，對感覺刺激有不同的反應，以及組成社交關係的方式也不同。不幸的是，和別人不一樣就會被其他孩子不喜歡。每個人都想融入，但是如果因為他在特別的地方有天賦，和一般人是「不一樣」的，那差異性就會存在。例如，我有一位小學同學和別人很不一樣，他現在在 NBA 美國職籃當籃球球員。小學的時候，他足足比其他小朋友高出一個頭，而且他很有運動天分。他的身高

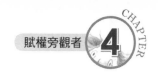

和運動技能有讓他成為社交邊緣人嗎？完全相反！每個人都覺得他是學校最酷的，因為他不一樣。

我們的目標不是要把有亞斯伯格症的孩子變成學校最酷的孩子，那大概不太可能會發生。然而，差異性是可以被接受，甚至如果以一種正面的方式呈現，是可以被擁抱的。每個人都有天賦，不管那人有沒有亞斯伯格症。要揭露孩子的亞斯伯格症診斷的老師或家長，他們的目的是要強調這些天賦，並且把這些帶到最前線。

找尋獎勵模範行為的方法

就像之前提到的，有亞斯伯格症的孩子做出有道德的行為通常是自然發生的。在關懷的氛圍裡，當人們看見不正義的行為是會伸張正義的，這是新的黃金標準。對有高道德標準的亞斯伯格症患者而言，尋找獎勵行為是很重要的。在某些方面來說，有亞斯伯格症的人是可以成為學校的模範角色。

如果老師要鼓勵「旁觀者提供支持」這個論點，有一些事情是老師們不應該做的。

不要比賽受歡迎程度

第一，任何活動造成要比賽受歡迎程度是千萬不可的。我最近跟一位家長聊天，他有一位有亞斯伯格症的孩子因為沒有收到任何同學的情人節卡片而受到打擊。我跟這位女士說，我很能體會她兒子的感覺。

老師策劃的受歡迎比賽，無意中增強了誰受歡迎和誰不受歡迎。這些比賽對減低旁觀者提供支持給較不受歡迎的學生是會有效

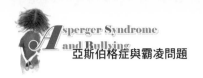
果的。任何有可能會排擠人的活動都要避免。如果老師選擇要舉辦
情人節卡片交換，那每個人接到的卡片數應該要一樣。有些老師可
能會反對而說：「在現實世界裡就不是這麼一回事。」是的，但是
如果世界有一天變成要接受差異性和接納多元文化，那應該從教導
孩子開始，每個人應該要被同等對待。如果孩子沒有在學校學到這
一課，那等到他們進入真實的世界中，他們將不會尊重這個原則。

　　體育老師也可能叫兩隊隊長自選隊員來鼓勵受歡迎比賽。我拜
託體育老師們不要這麼做！很多有亞斯伯格症的孩子根本完全不是
運動員，因為他們可能有很弱的粗大動作技巧，因此，他們總是會
最後才被選走。在體育課裡最後被選，強化了他們不受歡迎的事
實，這也表示當他們受到霸凌時，旁觀者比較不會幫助他們。同樣
地，我會聽見體育老師說：「在現實世界裡就不是這麼一回事。」
我的回應會是，我們應該教導孩子由整體去評價一個人，而不是只
欣賞那些擅長於某些受歡迎的運動項目的人。藉由兩隊隊長選隊
員，這無形中教導孩子可以用運動技巧來衡量哪些小朋友受歡迎、
哪些小朋友不受歡迎。其實有成千上萬的方法可以不用排斥性來分
隊伍，例如，讓小朋友報數，雙數和單數各成一隊。教導孩子有運
動細胞的小朋友比沒有運動天賦的小朋友更有人類價值，根本是錯
的。

不要自己霸凌學生

　　如果教導學生霸凌行為是錯的，且旁觀者需要把事件向有權者
呈報，假設老師自己在班上霸凌任何一位學生，就不能期待他教的
內容會被認真對待。在第一章，教師霸凌被定義成當一位老師利用

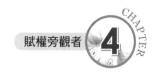

他的權力來執行有目的的權力鬥爭，且當目的不是要幫助學生，而是要以某方式傷害他。

如果一位老師在班上同學面前告訴一位有自閉症的孩子：「你很懶」，這樣的行為就是霸凌。如果一位老師在全班面前對一位有自閉症的孩子說：「試著更努力一點」，同樣地，霸凌可能就發生了。特別是對有亞斯伯格症的孩子而言，一位老師要非常小心在班級同儕面前說了這孩子什麼。在第七章，我會解釋有亞斯伯格症的孩子會很容易就誤解「苛刻」的行為，就算那個人的意圖是好的。假設一位小孩因為房間裡螢光燈的嗡嗡聲而不能專心，老師說：「比爾，要專心！我才問了你一個問題，你可不可以專心一次啊？我不想再問你第二次。」老師沒有意識到，他正在全班面前示範了霸凌，且讓比爾的同學以負面的聚光燈看他。因此，假設比爾怪咖在操場上被傑酷霸凌，比爾的同學不會來幫忙他。老師建立了「涓滴」效應（trickle-down effect），如果老師沒有當「好榜樣」，那學生大概就會追隨老師的腳步。

跟孩子的家長溝通

老師們要告知家長，在學校是如何幫助他們的小孩運作。讓家長了解老師實際做了些什麼事，以幫助有自閉症的孩子融入主流社會環境裡。告知家長，老師做了些什麼事來預防霸凌。說明旁觀者介入方案的重要性，和假設他們的小孩受到霸凌會有什麼配套措施。需要詳細跟家長討論同儕指導方案是如何運作，還有需要家長支持來實施這個方案。如果家長贊同，詢問他們有沒有特別希望哪個同儕會是他們孩子同儕指導者的好人選。

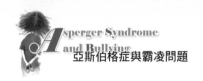

在第七章，我會討論當霸凌發生時，老師該如何告訴家長。我相信這是很基本的，這會幫助老師有責任感，以及告知家長到底在他們的孩子身上發生了什麼事。很多有亞斯伯格症的孩子要向家長轉述受害情況是很困難的。身為一位老師，你要為學生發聲。如果你無法承諾讓家長知道有自閉症的孩子何時及如何受到霸凌，還有對應的介入方案，那家長就沒有其他管道可以知道他們的孩子在學校裡發生了什麼事。這個訊息對家長了解孩子在家不好的行為，有可能是跟學校不好的經驗或跟其他因素有關，是很重要的。

摘要

- 霸凌跟權力不平衡有關，當霸凌者接收到旁觀者的支持，權力的不平衡會更加惡化。這種權力的濫用會導致更多侵略行為的威脅。
- 如果霸凌問題依舊沒有解決，那受害者將會很恐懼。
- 有自閉症的孩子會更容易感覺恐懼，請看本章討論的原因。
- 霸凌者依賴旁觀者來強化其權力的不平衡。
- 有 50% 的霸凌行為會因為旁觀者的涉入而減少。如果有建立團體信念，這個數字會再提高。
- 團體教學會建立團體信念，可以建立呵護的氛圍。
- 大部分的孩子不喜歡見到霸凌行為，但是他們的無動於衷或公開支持霸凌者，直接或間接地支持了霸凌行為。
- 84% 的學生比較同情受害者甚於霸凌者，但是因為同儕壓力，他們會變得比較支持霸凌者。
- 應該要建立榮譽規則，當看見有人受害，讓學生一定要對抗霸凌行為或告知有權力的人。

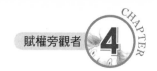

- 很多有亞斯伯格症的孩子未經教導就自然擔任起「防衛者」角色。但是，一定要教導他們到處打小報告和真正的伸張正義是不同的。

- 有亞斯伯格症的孩子障礙的能見度，比有能見度更高的障礙者減少了旁觀者的支持。

- 如果要在有亞斯伯格症孩子的班上揭露他的診斷，應該要著重於正面的部分。記得我們的目的是要讓有亞斯伯格症的孩子融入主流社會環境，而不是讓他和同儕更為疏遠。

- 以有亞斯伯格症的人的角度出發，尋找可以獎勵的模範行為。

- 不要在班上建立受歡迎程度的比賽。

- 不要自己霸凌學生。

- 不要偏心。

- 跟有自閉症孩子的家長做好溝通。確實地解釋你做了些什麼讓學生融入主流環境，以及你如何確保學生接受到旁觀者的支持。

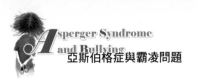
亞斯伯格症與霸凌問題

Chapter 5

賦權老師

　　幾年前，我親自了解到教學這份工作有多難。當時，我有要成為特教老師的憧憬。我的理由是，因為我小時候有學習障礙的紀錄，這份工作會是我回饋那些跟我有一樣成長過程的人。在我開始教學實習前，我碩士班的課業都表現得很好。我的平均分數高於 3.7（相當於 A⁻，可能的最高分通常是 4.0），我沒有任何理由相信我的教學實習會有什麼問題。喔，我有說過我被指派到二年級的班級嗎？

　　在班上的前幾個小時，我直覺知道在小學教書不會是我的未來。我發現這份多重任務的工作最多是會讓人精疲力竭，而最壞的就是難以掌控。同一時間內我要處理的要求很多，我不知道我第一個要注意的是什麼。當我完成第一項要求，我完全忘了其他的。跟我合作的老師總是抱怨我教學表現很差，且她說得很清楚，我未來的教師之路會是個危機。教學實習邁入一個月後，我的教師夢粉碎了。我自願放棄教學實習，雖然我的本質不是個放棄者。

　　之後，我還是得重起爐灶去探索接下來我要做什麼。回首我的人生，就是這個糟透的教學實習，讓我最終尋求到亞斯伯格症的診斷，那是在隔年 2004 年，我二十七歲的時候。

　　我很尊敬那些在教學專業領域的人。不說別的，我的教學實習經驗教導了我，教師並不是一個很簡單的工作！因為這樣，我想請

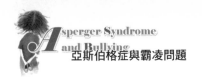
老師思考教導學科這重要角色之外的事情。我相信，一個教師的角色並不是只限制於被要求教導主要學科，當老師的責任還擴展到經營班級像家庭一樣的氣氛。在美國的學生每年大概花一千個小時在學校，因為學生要一起相處的時間這麼多，讓班上每個人感到有歸屬感和被歡迎是很重要的。

看看有亞斯伯格症的孩子，我們很容易就看到學校對他們來說是個陌生的環境。社交困難和環境壓力，讓有亞斯伯格症的孩子天天耗盡他們的精力。而且，有亞斯伯格症的孩子一年在學校一千個小時，天天被社交排擠、被恥笑、被語言暴力所傷，且常常身體受害。

這一章會以教師為解決問題的角色來探討，目的是要老師們了解，有亞斯伯格症的孩子是如何思考和處理他周遭的世界。希望可以鼓勵老師們和有亞斯伯格症的孩子結為堅強的聯盟。

教師察覺

大部分的老師不會覺得霸凌是他們遇過最嚴重的學生問題行為之一（Glynn & Wheldall, 1989; Gray & Sime, 1989）。他們最常提出的行為問題是，孩子們在不合宜的時間講話。很明顯地，這代表教師們對霸凌的察覺有需要加強。從各研究的證據中顯示，霸凌問題是常常未被老師察覺和被老師縮小的（Olweus, 1993）。就算霸凌明顯存在，很多老師並不覺得霸凌在他們的學校是個嚴重的問題。或許更加困擾的是，企圖在大人面前霸凌的孩子們，當大人不介入的時候，這會使得他們的不適當行為被增強（Davis, 2005）。很多孩子描述，老師們知道霸凌事件的發生，但是選擇不處理它（Ross, 2003）。我也曾聽到一些老師說，當「社會仲裁者」不是他

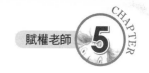
們的工作。

今天老師們所陳述最普遍的抱怨是，他們對於學生在州立或國家考試裡的表現備感壓力。他們說，這個持續的壓力壓縮了其他重要的事。當州立的經費取決於老師如何幫學生準備考試的時候，可以理解為什麼很多老師覺得對此責任疲累不堪。

很多霸凌事件不會發生在學校有權者的面前。研究告訴我們，當霸凌事件在學校裡發生，老師們只介入其中的 14%，且只有 4% 的霸凌事件會發生在操場（Craig & Pepler, 2000）。Goldbloom（2001）提到一項在多倫多完成的研究，他們監視錄影一個區域不同的學校共一百二十小時。在 20% 的事件中，旁觀者以語言暴力來增強霸凌者，且 54% 的案件中，他們袖手旁觀來增強霸凌者。只有 25% 的事件中，同儕有站在受害者的那一方介入。令人難過的是，這研究說明了當霸凌發生在老師們視線以外的地方，什麼事都可能會發生。

當霸凌發生於大人視線以內的距離，很難相信有時候他們並不介入。如果孩子在大人面前受到霸凌，而大人選擇不採取任何行動，這種不負責任的行為傳送給所有孩子一個危險的訊息（Davis, 2005）。這個訊息就是：霸凌是個可以被接受的行為，且已經被有權者寬恕了。孩子們並不笨，如果霸凌者發現大人是「假裝沒看見」，那霸凌者會把這種大人缺乏興趣的情形當成是允許的暗示。更甚於此，如果旁觀者沒有親眼看見老師譴責霸凌，他們也會毫無疑問地把這種不聞不問當成一種允許的暗示。

誰是被鎖定的目標？

一項有趣的研究中（Hoover & Oliver, 1996），四到十二年級在

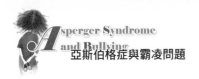

美國中西部的男生被要求提出為什麼某些學生會受到霸凌的原因。
排行前五名的是：

- 沒有融入
- 身體虛弱
- 脾氣暴躁
- 他們的朋友是誰
- 服裝儀容（p. 13）

這些特質聽起來像不像在說某一族群？很多有亞斯伯格症的
孩子會符合這些特質。他們常常是脾氣暴躁和容易崩潰的。Davis
（2005）附和了這個事實：受到霸凌的孩子有較少的社會支持，且
易成為被鎖定的對象。有亞斯伯格症的孩子在很多方面表現出「文
化文盲」的樣子，且必定不會穿著最新款式的服裝。再者，動作困
難會讓有亞斯伯格症的人看起來身體虛弱或怪異，特別是上體育課
或下課的時候。

教師支持

大部分的老師都會承認，他們有比較喜歡的學生和比較不喜歡
的學生。要是一位老師不喜歡有亞斯伯格症的孩子呢？當這樣的事
發生時，會造成孩子難以招架的情況。不僅是那孩子會感到同儕排
斥，也會遭受到那位被指派來照顧和保護他的人的拒絕。如果這孩
子失去同儕旁觀者的保護，情況會變得很危險。而且，老師有可能
因為有意或無意地不喜歡這孩子，而造成介入的機會減少。我們來
看看這個能說明此一重點的例子。

麥琪妮老師某天早上一臉疲憊到達學校。她昨晚熬夜打成績，所以現在不太有精神。當她一如往常走進大樓的教師休息室去倒咖啡的時候，十五歲有亞斯伯格症的麥可在門邊跟她打招呼。「你昨晚有幫我的考試卷打成績嗎？」

麥琪妮老師很明顯地被這問題給激怒，但是依舊盡她所能地維持平靜。「是啊，麥可，我有打到你的分數，但是我不記得你的分數是多少。而且記得嗎？我們約定過！當我不在教室的時候，就是我私人的時間。」

麥可不相信老師沒有記起來他的考試分數。「你說你記不起來是什麼意思？你班上只有十七位學生，你一定要記得。」

老師再次試著要保持平靜，她說：「嗯，對不起，我記不起來。現在你可以讓我走了嗎？」

但是麥可還沒說完。「可是，我想要在吃午餐之前知道我的成績，這樣我才能打電話回家跟我爸說。」

她明白了。「這個嘛，麥可，你就只能跟其他人一樣等待囉。」

當天稍後班上在做數學團體作業，麥可舉手發言。「麥琪妮老師，我不懂為什麼要做這些愚蠢的作業。反正我永遠都不會用到這些東西啊！」

麥琪妮老師不知道要如何平靜地回答這個犀利的問題。「麥可，你不是老師，而我才是。你沒有權決定在班上要做些什麼，現在回來寫作業。」

　　麥琪妮老師並不知道麥可惱人行為的一些潛在原因。因為麥可的社會焦慮，讓他對於被強迫要做團體作業感到害怕，且他純粹只想用他知道的方法逃避。另外，在團體中合作減低了麥可的忍挫力，其程度到了讓他講的話有些無法控制。麥可的誠實和口無遮攔

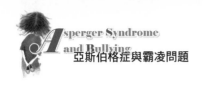

說寫作業很愚蠢,被認為是很沒有禮貌的舉止。這樣說話的社會後果就是他可能會和同學疏遠,且一定會惹老師生氣。

這樣的情形說明了麥可的社交技巧很明顯地與年齡不符。大部分的十五歲孩子會知道剛到校的老師需要自己的空間,當然,一位學生在上課前跟老師打招呼不算過分,但是麥可的作風已經在騷擾的臨界點了。他不僅期待老師馬上記得他的成績,而且之後老師沒生氣,他反而還對老師生氣。他的焦慮讓他不自主地表現出冒犯的態度。

假設老師不知道麥可的診斷結果,那她就很有可能會對麥可產生偏見。麥琪妮老師會合理地因此不喜歡麥可,也就有可能影響她在其他同學面前對待麥可的模式。她可能每當麥可張開嘴,就會覺得討厭,且她也可能會在教師休息室抱怨麥可。她甚至有可能無意識地變成被動霸凌麥可的人。

重點是,老師們需要跟每一個他們的學生保持正面關係,特別是有亞斯伯格症的學生對於針對他們的負面事情比較敏感。這裡有一些行為類型,有亞斯伯格症的學生不是故意卻有可能會做的,因而讓老師生氣:

- 告訴老師寫這作業真蠢。
- 拒絕做任何作業或參與活動,除非很明確地告知是如何跟他們的生活相關。
- 被自己的感覺系統壓迫,且試著要藉由古怪的動作來發洩被壓迫的感覺,這有可能之後會讓他分心。
- 當課表更動時,會表現不舒服或困惑。
- 需要一再的保證和一再的指導,這有可能榨乾老師的心理和情緒資源。

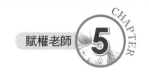

　　了解了這些已知的挑戰，有亞斯伯格症學生的老師需要有更多的耐心並且：

- 解釋每個作業的目的，以及為什麼需要去完成它。
- 能夠理解有亞斯伯格症的學生為了要發洩感覺超載的身體動作。當然，他們不應該受到公開的責備或批評，不然這樣會加深學生的窘境，且或許會讓霸凌者萌生想攻擊的念頭。
- 當要批評有亞斯伯格症的孩子時，老師們需要確認是有組織和有邏輯的。不然，老師就可能要準備會有一場口舌之戰。

替霸凌背書或成為共犯

　　對老師們來說，一切都太容易忽略神經的差異性和特性造成孩子行為的缺陷。很多有亞斯伯格症的學生（包括我自己）在一次有太多要求的情況下，一直以來老是被罵太懶惰且不夠努力（Gillberg, 2002）。執行運作與專注的困難，有時候會造成表面上看起來很懶惰，這通常會併發注意力缺陷過動症（Attention Deficit Hyperactivity Disorder, ADHD）或與其有關。

　　學校肯定是個需要學生做多重任務以獲致成功的地方。一個人在國高中的課一天下來有七節，從一節課轉換到下一節課而沒有受不了的能力是很關鍵的。既然這樣的能力對有亞斯伯格症的人來說不是自然就有的，也使得他們可能看起來是不努力的。

　　因為被誤以為不努力，而老師和有亞斯伯格症的學生成了敵對的狀態，這樣會無意之中給予不小的傷害。以我的經驗為例，全校有很多老師告訴我說我不夠認真。六年級的時候，我修了一門必修的家政課，其中一項作業是要做一個枕頭。B 老師每天都念我，說

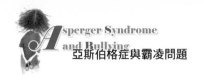

我不夠努力。讓她失望，我感到非常難過，我的自尊也直線下滑。為了向 B 老師證明我盡了最大的努力，我把枕頭帶回家請奶奶完成它，我奶奶是個專業女裁縫師。雖然我交出去的枕頭看起來還不錯，我還是只有拿到 D⁻ 這個成績。

有很多老師一直對我的寫字潦草念不停。他們無法理解，為什麼我可以說得這麼流利，寫字卻這麼不順暢。有好幾年我都要忍受這些老師們的口語苛待。如果我那時可以使用筆記型電腦，這個問題就可以馬上解決，我大學的時候就是這樣。我可以避免多年來不必要的批評，有一些事我就是做不來——就像寫字潦草。

有時候，我對這些老師的挫折會轉成憤怒，氣他們為什麼讓我的日子這麼難過。結果讓他們有更多理由不喜歡我，至少我的感覺這麼告訴我。所以，我不只社交上很難融入同學們，而且老師們（特別是中學的時候）似乎也不喜歡我。

我記得中學時期，曾在不同的老師面前受到霸凌，老師們丟棄了他們應該站在我的立場介入的責任。有趣的是，那些真的有介入的老師們都是跟我建立了某種和諧關係的人。

最底限就是有亞斯伯格症的孩子會需要一位老師了解他們的差異性，且願意花時間跟孩子建立正面的關係。甚至如果老師只有一點負面的暗示，其他孩子就會察覺老師和有亞斯伯格症的孩子相處的挫折，那就很合理地會導致霸凌事件的發生。

再回頭看麥琪妮老師和麥可的例子，麥可的同學們很有可能知道老師並不是那樣在乎他。一個老師會犯的主要罪行就是，讓其他學生知道他不喜歡一位特定的學生。某人被某些或大部分同學不喜歡是一回事，但是被有權力的人（比如老師或校長）公開不喜歡的話，這樣的傷害更是無法想像。

以優勢為基礎的方法

　　老師可以避免和有亞斯伯格症的學生權力鬥爭的一種方法是，建立為這些學生量身打造、以優勢為基礎的課程。很多有亞斯伯格症的人已經很厭倦一直被人家說他們什麼也做不來。個別化教育計畫（IEPs）通常是以缺陷為基礎的，這樣使得老師們得說出學生的弱勢之處，卻忽略了他們的優勢。如果一個學生的數學和寫字很弱，大部分上學的日子都會花在矯正這兩學科上。個別化教育計畫有很具體的目標來改善弱勢的領域，例如，為一個有寫字困難的三年級學生所定的年度目標通常可能是：「吉米會把所有的字母都寫在線之間，且連續寫三個句子。」吉米越難達成這個目標，他就會被期待和強迫花越多時間在上面。這就是以缺陷為基礎的教育所帶來的最差狀況。

　　我相信，個別化教育計畫對於確保身心障礙者的權利是很重要的，但是我不認為它應該被用來對抗學生。吉米這方面的神經運作不那麼發達，可能無法把所有的字母都寫在線之間，且連續寫三個句子。但是，他可能有潛力成為一個好的電腦打字專家。老師們應該花時間讓吉米一直做他可能永遠都無法成功的事，還是應該花較多時間尋找合適的替代方法讓吉米能發揮所長呢？

　　老師們應該確保孩子的個別化教育計畫是合理的，且應該把可能的顧慮在年度和三年一審的再評估會議中提出來。不僅以學生的立場來說，幫助學生成功是很重要的，而且避免未來家長、老師和學生之間的權力鬥爭也很必要。如果吉米認為他的老師在「霸凌」他，試圖叫他做他真的做不來的事，吉米的狀況會很容易就嚴重化。這就是當時我被念說我不夠努力做枕頭，或寫字工整一點的真實感受。

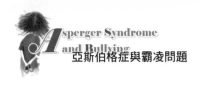

自陳式測量／修訂版同儕提名量表

　　自陳式測量是由學生填寫的匿名量表，可用來幫助老師辨識誰是班上的受害者及霸凌者。有一種量表叫作《修訂版同儕提名量表》（*Modified Peer Nomination Inventory*）（Perry et al., 1988）。每一個學生會有一張表，上面有一些一般的說明，可以歸成三類：

- 填充題：孩子對其他同學的正向陳述句，例如：「他有很多朋友」。或者一些既不能歸在受害題，也不能歸在侵略題的陳述句，例如：「他老是會掉東西。」
- 受害題：有可能指出為什麼學生受到霸凌的一些陳述句，例如：「他常常被人家找麻煩，因為他的運動細胞不好。」
- 侵略題：描述侵略行為的陳述句，例如：「他是個霸凌者」或「他喜歡挑起戰火」。

　　填寫此表的人會被要求回應二十六題有關同性別同學的名字。給學生的指示是，在任何符合題目描述的學生名字下面畫 X，不包括自己的名字。分數的計算就是以同性別同學分別在各類型的題目——填充題、受害題和侵略題中畫了多少 X 的百分比。

　　老師們可以任何形式改編這個量表，使它較易蒐集班上資訊。孩子可能會覺得在其他學生面前填寫這個表很不自在。因此，對老師來說，請每個孩子私底下填寫這個表格可能比較容易。或者，老師可以選擇在不同的時間發放這張表給學生，所以，不會每個人同時在操場上聊這個話題。

　　除了量表上的題目，老師也可以探知霸凌事件在哪裡發生。如果大部分的學生說，霸凌事件在校車上發生，那校車司機和學校某位人士就得跟有可能了解霸凌發生情況的人聊一下；如果我們知道霸凌發生在操場某處，而通常老師不會出現在那裡，這個新的資訊

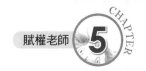

私下的訪談中打開足夠的心房（沒有任何不必要的同儕壓力），可以在團體會議中自由闡述他們的感覺。

雖然 Pikas 說，這方法在數百件紀錄的案子中都很成功，除了在斯堪地那維亞半島的一個案子例外。它受到了 Besag（1989）批評，Besag 相信，這種方法最主要的缺失是沒有把家長含括在討論中。這個批評是有些效度的。因為這個方法只限於訪問了直接跟霸凌事件有關的人，但是沒有成功地納入旁觀者，他們應該要知道他們的行為如何幫助預防未來的霸凌事件。

不責怪的策略

類似共同關心的策略，不責怪的策略（No Blame Approach）（Maines & Robinson, 1992）是為九歲以上的孩子設計的。目的不是要責怪或懲罰霸凌者，而是要營造一個霸凌者和受害者之間和諧的關係。Pikas 的理論是，團體裡的每個人會以團體為單位來行動，且透過很平靜地跟每個人一對一的對話，老師可以喚起大家不舒服的感覺。

不責怪的策略是有些微差異但相去不遠的方法。第一個差異就是，老師在和其他人說話前先與受害者見面。這時，老師試圖引出霸凌對受害者的影響。受害者可以任何一種必要的形式來表達這些感覺，包括畫畫、說故事和寫作。接著，老師會安排和所有跟霸凌事件有關的人見面。沒有涉入的旁觀者也會受邀，這是和共同關心的策略不同之處。

這個方法讓我驚訝的是，老師在會議中實際上是站在受害者的角度。老師告訴全部的人類似以下這段話：「強尼有個問題，這

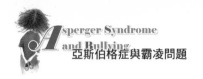

就是讓他很困擾的事。」團體會議後,老師會一個一個私下討論,著重於腦力激盪出我們可以做什麼來幫助受害者的構想。再次強調,老師不責怪或譴責,但是反而試著提供建設性的鼓勵和回饋。Maines 和 Robinson(1992)宣稱,小學學生有 100% 的成功率,而中學學生有 97% 的成功率。

當用這方法處理有亞斯伯格症的孩子,有什麼優點和缺點呢?共同關心和不責怪的策略兩個方法都很小心地以受害者立場出發,讓受害者的聲音用些微不同的方式被聽到。不責怪的方法避免了有亞斯伯格症的孩子的困難,也就是即席說出他的感覺。老師幫學生表達,緩和了有亞斯伯格症的孩子對抗霸凌者可能有的恐懼。它可讓每個人的聲音在一個安全和呵護的環境中被聽到。再者,兩個方法的團體會議是以一種非對抗性的方式進行,沒有人會感覺受到威脅。受害者和老師透過自我表露及溫和地詢問而結盟,這對有亞斯伯格症的孩子是重要的。

我一方面喜歡這兩種方法非對抗式的本質,一方面我不認為它們有處理到問題的根本。這些方法是以個案的方式處理事件,且它是反應式,的而不是前瞻式的。霸凌預防需要融入學校的課程中,但是這些方法都是事後才處理已經發生的霸凌事件。大部分事件都不會被揭露出來,意思是,大部分的個案都沒有被處理。如果把霸凌預防編進課程裡,那麼學生每天對自己的行為會比較有意識。

我也相信不責怪的策略裡所推廣的「老師成為學生代言人」的方法會弄巧成拙,尤其是運用在有亞斯伯格症的學生身上。這意指那個學生還沒有能力為自己說話,而有可能導致更多的恥笑和霸凌。老師需要參與,但需要與受害者合作,幫助他們能早日成為自己的辯護者。

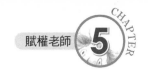

霸凌法庭

有一群中學生受訪，被問及他們相信有哪些處分最適合處罰霸凌者。大部分的人說退學沒有幫助，且處罰的能見度需要更高，比如跟全校道歉（Ross, 2003）。這個發現看起來很難執行，但是有一個英國的研究設立了霸凌法庭制度。這個研究是由 Mahdavi 和 Smith（2002）完成的，他們在執行霸凌法庭制度的時候，一方面用四個月的時間追蹤霸凌事件。

這裡大家應該知道的是，在學校上課的同儕都要試過霸凌法庭。Mahdavi 和 Smith（2002）提到，二十八位霸凌者中的二十位都說，因為試過霸凌法庭，他們再也不會有霸凌的行為發生了。

霸凌信箱

霸凌法庭是個極端手段，讓霸凌行為在全體學生中能見度更高。霸凌信箱是比較不那麼極端的方法。在中餐或自由時間，學生可以寫一份正式的請願書，要求和自己指定的老師或行政人員來討論這件事。學生把請願書丟進霸凌信箱裡，被指定的人會和寫這請願書的學生聯絡。這作法有一些地方我想需要納入考量。

第一，老師需要鼓勵對於口語呈報霸凌事件不自在的旁觀者來使用霸凌信箱。雖然並不像真的口語呈報那樣可以馬上採取行動，這個方法的目的還是希望更多旁觀者參與。對於那些想要保持匿名，和要是沒有霸凌信箱就不會出聲的旁觀者而言，這方法可以是個理想代替真實口語呈報的替代方案。

第二，很多有亞斯伯格症的孩子在受到霸凌時，行為通常都是衝動的，或他們完全沒有什麼反應（Gillberg, 2002）。換句話說，

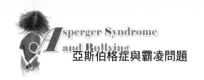

有亞斯伯格症的學生其實並不知道實際上要如何做反應，或如何處理一件霸凌事件。就像之前討論的，他們難以區別真的霸凌和開玩笑的嘲笑。霸凌信箱的設置讓老師計畫出一個具體的辦法，可以讓有亞斯伯格症的孩子和老師或行政人員談談，或單純檢驗事情的真實性。老師應該教導那些有亞斯伯格症的人不要反應衝動，而且要把事件當面或透過文字告訴老師。因為請求協助可能不是有亞斯伯格症的人自然會做的（Delfos, 2005），應該直接教導這些孩子受到霸凌後有哪些可能的選擇。

衝突管理

讓衝突管理試著漸漸植入學生的心中，提供較少的大人介入及和平的解決方法。當一個霸凌事件發生的時候，雙方（霸凌者和受害者）跟學生衝突管理員見面討論發生什麼事。學生衝突管理員是由同儕選出來的。Prothrow-Stith（1991）說，大部分被選上的學生，根據老師的說法，是比較受歡迎的人，雖然有可能本身是霸凌者。我想，誰該當衝突管理員應該還是讓老師決定，且需要依照班級觀察和學生填寫的自陳式測量。

衝突管理員應該是完全客觀且以和平使者自居，而不是仲裁人或警察。衝突管理員要負責把雙方提出的解決方案寫下來，不管這些方法有多不切實際。然後，衝突管理員要幫助雙方歸納出一些意見，這樣才有達成某種程度的妥協。

有一些原因讓我猶豫要不要把這方法推薦給有亞斯伯格症的學生。之前討論到，有亞斯伯格症的人有固著的傾向，以及非黑即白的思考模式。他們在很大的壓力下，尤其是本質是人際之間的壓力，很輕易會崩潰。跟衝突管理員或讓他們個人感覺不自在的學生

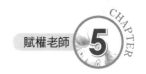

講話，也會導致他們經歷不必要的焦慮。再者，對沒有接受過亞斯伯格症的訓練的人，期待他了解崩潰的發生原因或行為極為固著的原因是不公平的。這些問題在我看來，可以把它留給受過訓練的成人，他們會了解有關自閉症和亞斯伯格症的相關問題。一位十三或十四歲的學生來處理有亞斯伯格症的人，和一個非自閉症的人之間的衝突仍有很多值得期待。衝突管理員要解讀本質上看待世界的兩個不同方式。沒有經過專業訓練，這是個很難執行的任務。

代幣制度

我最近受邀去底特律郊區高中的「SOS」頒獎典禮中擔任貴賓進行演說。SOS 代表自己（self）、他人（others）和學校（school）三方面。

SOS 方案基本上就是這所高中的代幣制度。其實施方式是，學校每一個班級（九年級、十年級、十一年級和十二年級）互相為 SOS 優勝競爭。每當有人表現有禮貌的行為，而且大人正好看到了，該班級就記點一次。年底哪個班級獲得最多點，就被認定為優勝班級。他們的獎賞就是放假一天不用來學校。

這方案讓我驚訝和高興的是，學校的學生是多麼認真在看待 SOS。他們全部都想贏！十一年級意外地成為優勝班級，他們對自己很自豪，且對最有禮貌的表現感到驕傲。任何人都可以感受到這團隊真實的成就感。

我從中學到這種代幣制度也可以在班級層級中實施。如果它在相當憤世嫉俗的高中生身上實施成功，我相信它也可以成功地在小學和中學族群中做到。

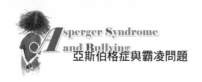

　　想像一位老師在班上為有禮貌的行為設立獎賞，學生通常會多少表現出對別人好的競爭態度。如果這聽起來很荒謬，我拜訪的這所高中學校可以證明。

　　我和學校的社工師聊天，他告訴我，SOS方案大大減低了這所學校的霸凌事件。我也和學校的老師聊天，他們告訴我，同儕指導方案的實施使得霸凌（特別是在自閉症族群裡）幾乎不存在了。

　　同儕指導方案和代幣制度有兩個共通點，兩者都試圖讓每個人都參與。不像不責怪的策略和共同關心的策略，它們只處理發生的霸凌事件，同儕指導方案和代幣制度天天鼓勵和獎賞正向行為。

模範學生

　　如果老師察覺和獎賞正向行為，也鼓勵旁觀者這麼做，那有亞斯伯格症的人會在這方面成為模範學生。雖然我們都知道，有亞斯伯格症的人不了解隱藏的課程，且時常表現得不合宜，但是他們真的有很多美德是應該被發覺的。Attwood（1998）建議，有亞斯伯格症的學生可以被信任當學校的「小警察」，因為他們對於錯誤總是誠實以報。雖然學生們可能會嗤之以鼻，但誠實本來就是一件好事。依照Attwood博士的說法，有亞斯伯格症的孩子也會對同儕壓力不感興趣。能替自己想且跟著自己的腳步走，是個可以擁有的非常好的美德。另外，有亞斯伯格症的人通常會看到人性最好的一面，這會在他們易信別人和易受騙的行為表現出來。所有這些特質需要被老師讚美和增強。我有預感，如果SOS比賽能在大部分的班級中實施，相信很多有亞斯伯格症的學生會贏得冠軍！

　　我建議了很多方法給老師和學校，並不是所有這些概念對每個人來說都是有說服力的。我主要的願望是希望能拋磚引玉，激發老

師和學校的一些新穎想法來保護有亞斯伯格症的孩子不受到霸凌。

摘要

- 多數的老師會表示，學生上課講話比霸凌的問題還要嚴重。
- 孩子試著在大人面前企圖霸凌其他人，當大人不介入的時候，其實是增強了霸凌者的行為。
- 四到十二年級的男生中受到霸凌者，排行前五名的特質是：
  - ◇ 沒有融入
  - ◇ 身體虛弱
  - ◇ 脾氣暴躁
  - ◇ 他們的朋友是誰
  - ◇ 服裝儀容
- 有些老師可能會不喜歡有亞斯伯格症的孩子，因為他們會在班上製造麻煩。這個老師的偏見可能會讓想獲得老師支持的孩子受傷。
- 以優勢為基礎的方法可幫助學生和老師避免互相對抗，並且讓有亞斯伯格症的孩子開發他們真正的潛能。
- 自陳式測量可讓老師們透過學生填寫匿名量表，了解每個學生扮演的不同角色。
- 一人一故事劇場能讓學生透過戲劇媒介看到自己的行為，這個方法很成功地被許多學校所使用。
- 共同關心的策略和不責怪的策略是不具有批判性的。一個霸凌事件發生後，這些方法可讓每個人的聲音在一個呵護、富有同情心的環境中被聽到。
- 霸凌信箱讓受害者或旁觀者匿名報告霸凌行為。

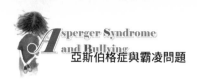

- 在教導有亞斯伯格症的孩子時,用一個以優勢為基礎的方法,會避免對抗,且是比較保護學生自尊的。
- 衝突管理可以實行得很好,但是不建議用來處理亞斯伯格症／非自閉症的爭論,因為牽涉雙方的溝通是很複雜的。
- 代幣制度會鼓勵有禮貌的行為、給予旁觀者支持,及營造一個呵護且體貼的環境。
- 當我們想推行某些我們都想要有的美德時,很多有亞斯伯格症的孩子是可以被老師選為模範學生的。

Chapter 6

了解霸凌

　　我跟很多人聊過，他們質疑霸凌者真的可以恢復良好的狀況嗎？有些人相信，霸凌者就是反社會到骨子裡去了，是不能改變的；而有些人則比較樂觀。我屬於後者。我對小時候霸凌我的人沒有任何愛可言，但是，我長大後還有跟他們其中幾位聯絡。讓我非常驚訝的是，他們改變了不少！他們很友善，且看起來很誠摯地對我的專業和私人生活有興趣。他們如果在我長大過程中也這樣就好了。

　　和以前的霸凌者重逢，更堅定了我相信一般人人性本善這回事，很少人是百分之百性惡的。經由正確的幫助，我們都有能力隨時開發我們真實又悲天憫人的自我。這不是說霸凌純粹是發展的問題，也不是說大部分孩子長大了就不會如此。對於刻意選擇要克服對別人侵略行為的人，一個健康的成熟過程需要正確的支持和介入。

　　這章節會替霸凌下定義，以及辨識不同種類的霸凌者。霸凌者的角色也會和一些基本神經科學準則一起被探討。這個結論便是：我們的思維、感覺和行動承擔了上癮的特質。換句話說，我們經歷過越多的某些情緒，我們就易於一再地經歷它。

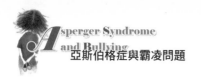
有亞斯伯格症的人有可能成為霸凌者嗎？

一般來說，有亞斯伯格症的人有成為受害者的傾向，但他們的行為有時候會看起來像霸凌。Heinrichs（2003）表示，霸凌有支配欲和控制欲。我會替有亞斯伯格症的孩子爭辯，他們被認為是「霸凌者」，純粹是因為他們想控制周遭的環境，讓環境有更多的預測性才能合乎他們舒適的程度。當社交上跟別人互動，缺乏基本社交技巧的孩子比較會焦慮。這焦慮會很容易變成內向或有衝動需求，而必須去控制別人。

在 Aston（2003）的好書《墜入情網的亞斯柏格》（*Aspergers in Love*）說明有很多非自閉症的女人嫁給有亞斯伯格症的男子，這些妻子說，她們的丈夫表現出很強的控制欲。以下就是一位未滿十三歲有亞斯伯格症的女孩，她有相同的傾向。

午餐時間，十二歲的莎莉決定要參加跳房子的遊戲。她想玩，但很怕其他女孩不讓她玩。莎莉通常不是那種會在社交上冒險的女孩，但跳房子是她最喜歡玩的遊戲之一，她真的很想跟其他女孩玩。她越是想要問能不能玩，就越感焦慮。莎莉通常不跟這些女孩打交道，而且她不知道要跟她們說什麼。最後，她決定鼓起勇氣走向她們。她發現，她們玩跳房子的玩法和她熟悉的不一樣。這個發現讓莎莉更焦慮難安。事情對莎莉來說是無法預測的，除非她至少知道規則。「珍妮，你不知道嗎？跳房子不是這樣玩！」

「莎莉，這是我們的玩法。更何況你幹嘛那麼在意？」

「你們很笨耶！沒有人這樣玩跳房子。我看不下去了，你們這些低能兒。」

「那就不要看啊，看不懂最好！」

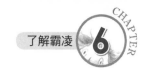

　　這個例子裡，莎莉可能會被認為是霸凌者。假設莎莉長期做出這種無理的行為，那她當然會被這樣看待。但不是莎莉想霸凌這些女孩子，只是她想要她們玩那種她能預測的規則。當遊戲規則不是她所熟悉的，就會造成她極大的焦慮。然後，她毫無益處地把她的焦慮轉換成實際行動，而被看作是霸凌。

　　另外一個為什麼有亞斯伯格症的人會被認為是霸凌者的原因，是因為他們缺乏「心智理論」的概念，也就是無法區分自己和別人的內在世界。這有時也被稱為「區辨我／他人」或「同理心」（Delfos, 2005, p. 65）。這源自於一個基本的認知，別人的思維和感覺與自己的是分開的，且我們自己的思維和感覺並不總是和別人的一致。換句話說，心智理論是有關於自己能否設身處地為別人著想。有同理心的人就有這能力。

　　在數不清的期刊文章和書中，有很多人爭辯著有亞斯伯格症的人沒有同理能力。我會很強力地反對這論點，因為很多有這種症狀的人看起來沒有同理能力，這表面行為是因為執行作用／中心連貫性的困難結合高度焦慮。如果一個人一次只能專注於一或兩件事，沒有從整體來看，他就可能不會察覺其他人的感覺，最後結果是冒犯了別人。每個人或多或少都會這樣，但是有亞斯伯格症的人發生的頻率很大。如果史丹很專注於要去買一個生日禮物給他的女朋友，而忘了工作上要對他的老闆客氣，那其實不是史丹故意要對老闆有攻擊性行為。實際想想，史丹知道要對老闆和顏悅色才會對自己有幫助，比如工作升遷，但是因為對於同時做多重任務有困難，對史丹來說，當他腦中只有生日禮物，他就很難對老闆和顏悅色。這一切就像是他一整天的事被切割了，當他未完成買生日禮物的任務就無法處理其他事情。史丹缺乏心智理論嗎？不見得。但是想當然爾會造成那樣的印象。

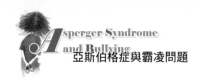
　　同樣地，在學校，對同時做多重任務感到困難的孩子對待同儕的行為是很遲鈍的，且很有可能會被認為是霸凌者。再一次強調，大部分看起來像霸凌的事件中，有亞斯伯格症的孩子不是承擔不了且無法擺脫一些心理固著模式，導致無法整體看一件事，就是對剛發生卻無法預測的事情在焦慮著。回想 Heinrichs（2003）曾提及，霸凌者其中一個關鍵特質就是：他們喜歡有控制的感覺。

　　當非自閉症的人霸凌他人，他們想要控制的目的是樂趣和獲得權力；當一位有亞斯伯格症的人看起來在霸凌，通常不是為了樂趣或權力，而是為了對抗焦慮的補償因素。這論點可以用一個事實來支持，有亞斯伯格症的人通常不會試著要旁觀者簇擁的支持。

　　在莎莉跳房子的情節裡，她並不樂在叫其他女孩子笨蛋，或想從中獲得權力感。反而，她只是純粹害怕，如果遊戲規則改變，則她的「社交劇本」就要跟著改變，而且這預料之外的事情讓她憤怒且沉不住氣。莎莉缺乏的心智理論是她不知道如果幫別人取綽號，別人不會想要跟她做朋友。也就是說，她多想一下大概會知道真實的人生就是這樣，但是當時這並沒有閃過她的腦袋。

　　我知道一些有亞斯伯格症的人是我見過最和善且靈敏的人，他們大部分都知道心智理論，但是他們都在為此掙扎。實際上來說，當他們經歷心理和情緒上的壓力時，特別會如此。

　　當有亞斯伯格症的孩子崩潰的時候，他們也會製造霸凌的假象。一旦有亞斯伯格症的人耗盡了他們的資源，以及瀕臨潰堤的時候，這些崩潰就會發生。最近在我博士班實習的大學裡，一位家長希望我能和她的兒子進行諮商。這位七年級生最近被診斷出有亞斯伯格症。他媽媽說，當霸凌者對他過分要求的時候，他就很容易生理崩潰。這男孩子缺乏身體的控制，而被誤解為是教唆霸凌者。不

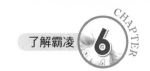

幸的是,誤解崩潰會導致一個學生的退學。這也是為什麼越早獲得診斷越好。有亞斯伯格症不是好鬥行為的藉口,但是至少被診斷出來有助於專家和其他人去合理解讀事情發生的原因。

依照 Coloroso(2003)的說法,霸凌者有七種類型。為了符合這章節的目的,值得一提的是:其中一種類型跟有亞斯伯格症的人描述的一種霸凌行為不謀而合。Coloroso 女士稱為過度霸凌者(hyperactive bully)(Coloroso, 2003, p. 19)。她說,這類型的霸凌者在社交上極為掙扎,朋友很少且解讀社交線索錯誤;他們甚至對於最輕微的挑釁也會反應激烈,且極度敏感。其他幾種霸凌者涵蓋如下:

- 自信的霸凌者是天生易受歡迎的領導者,而且他喜歡對別人運用他的優越感。
- 善交際的霸凌者善用對自己有利的八卦和謠言,十分善於社交但並不是特別讓人信賴。符合這類型的大多是女孩子。
- 全副武裝的霸凌者利用每一個沒人看到的機會讓別人成為受害者。
- 受過霸凌的霸凌者藉由霸凌別人來緩和受過霸凌的無力感。
- 霸凌軍團是由一群好孩子所組成,他們永遠不會獨自霸凌別人,但是當他們發現,如果他們是團體中的一份子,會比較容易霸凌別人。
- 霸凌幫派聚集起因有共同的目的想追求權力。他們並不總是認識彼此,但是擁有同樣的目標。

這些種類的關鍵特質是:他們的霸凌行為是以恐懼為基礎的。就算是為了樂趣而霸凌,也是迫於潛在的恐懼。

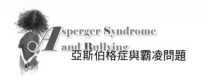

霸凌的核心

霸凌其中一個和其他形式的衝突不一樣的元素是：霸凌者和受害者之間不平衡的權力。有亞斯伯格症的人看起來有的霸凌行為，和真實的霸凌不同的是，它缺乏不平衡的權力。一般有亞斯伯格症的人並不善於社交，也不會為了自己去找尋權力。他們想在感到焦慮和失控的社交場合獲得控制權。因此，他們通常會裝無辜，而同學會察覺他們的行為只是欲蓋彌彰，企圖想控制其他人。莎莉企圖想透過幫其他女孩子取綽號「低能兒」而改變遊戲規則，這或許在其他不知情的人的眼中看起來，像是她在霸凌其他女孩子。但是記住，莎莉在這情況裡是那個沒有權力的人。很明顯的是，在她和其他女孩之間是有不平衡的權力存在。

成為霸凌者的先決條件

Smith、Sutton 和 Swettenham（1999）提出，霸凌者一定有好的社交認知和心智理論的技巧，才能做出反社會行為且沒有被抓。大部分的霸凌者試圖找出受害者的弱點或亞奇里斯腱（Achilles' heel）[1]，這需要一定程度的社交認知。這些技巧對為了要誘使旁觀者來加入他們的那一方，也是必需的。再說一次，社交認知並不被認為是大部分有亞斯伯格症的人的強項，這更說明了為什麼在有亞斯伯格症的族群裡，霸凌事件通常是被誤解的。

1　譯註：亞奇里斯（Achilles）是希臘第一勇士，他全身刀槍不入，除了腳踝是致命傷。最後被箭射到腳踝而死亡，被射中的部位後來就叫作亞奇里斯腱，喻為致命的弱點。

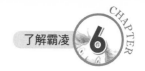

Olweus 對霸凌的定義

Dan Olweus（1991）對霸凌下的定義，大概是老師們和研究者最贊同的。他說：「一個受到霸凌的人或是受害者，是重複且長期地接觸到由一人或多人那方的負向行為。」（Olweus, 1991, p. 413）這定義再次地幫助我們分辨為了獲得權力的霸凌，和一種補償情緒的霸凌。當有亞斯伯格症的孩子的行為被認為是霸凌的時候，通常是焦慮所致，及一種想控制社交場合的企圖。換句話說，這種類型的霸凌是有特定場合的，而不是真的霸凌。特定場合的意思是，某些事件的發生對有亞斯伯格症的人而言是一種刺激，而導致霸凌類型的行為。非特定場合的意思是，霸凌會發生是因為一個人有侵略行為的特質，不論任何主要特定的場合。

以 Olweus 的說法，霸凌典型的意思是一種持續重複的行為。如果約翰不拘形式和理由重複地霸凌傑森，這和約翰因為害怕跟別人共同做指派作業而叫傑森笨蛋不同。前者是非特定場合，而後者是特定場合。

很多霸凌事件以儀式（ritual）著名，很明顯地在非特定場合的霸凌形式是缺乏儀式的。儀式通常是指受害者在未知的情況下，被強迫做一些很丟臉的事。在第二章有關一位年輕男子被要求到女更衣室的例子，很明顯被認定是一種儀式。諷刺的是，就算很多有亞斯伯格症的人是高度儀式化，但當我們說到霸凌的時候，其實非自閉症的人比較會如此。

沉默的霸凌者

除了 Coloroso（2003）和 Olweus（1991）的定義外，我提出

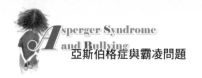
另一種存在的霸凌形式——沉默的霸凌。簡單地說,沉默的霸凌是刻意要排擠一個人。在中西部鄉村的一個研究,發現第二普遍的霸凌形式,也就是社會放逐,是女性容易展現的(Hazler et al., 1993b)。排擠或放逐在我們學校都是無聲流行病,有可能是最有殺傷力的霸凌形式。幾乎所有人在某時某刻都曾經是沉默的霸凌者。如果有一個女孩坐在另一個女孩的對面,前者故意撇頭以示排斥,這是一種沉默的霸凌。這種社會行為常常把受歡迎的孩子和不受歡迎的孩子分隔開來。

我們需要在學校為孩子製造一種團體信念,讓他們知道有這種沉默的霸凌,以及這種行為是不被鼓勵的。孩子需要知道,當他們為了社會目的而選擇忽視某人,他們便犯了一種霸凌行為。社會幫派的存在,不論是種族、宗教或學校地位,都要以他們自身權力的角度來看他們在人際上排斥他人的行為。雖然比較難懲戒沉默的霸凌者,但是教導孩子有關這種形式的霸凌行為仍舊很重要。

亢奮的反應

從一個神經科學的角度來說,有亞斯伯格症的人會過度反應是因為杏仁核(amygdala)腫大和海馬迴(hippocampus)之故,海馬迴是大腦裡的情緒中心,且為邊緣系統(limbic system)的一部分(Adolphs et al., 1995)。邊緣系統功能失調會造成無法解讀臉部表情和判斷他人的情緒(Cohen, Klin, & Schultz, 1999),這也就是一些人談論到的缺乏心智理論。亢奮的反應和焦慮幾乎可以確定是邊緣系統肥大的結果,包括海馬迴。正向來說,這帶給那些有亞斯伯格症的人驚人的長期記憶力和回憶能力。

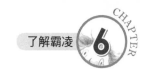
這種持續的社交焦慮會造成「戰鬥或逃離」的模式，且會造成恐慌的內化而導致說出羞辱的話，就像前述的個案莎莉。某種程度來說，這也是為什麼有亞斯伯格症的人需要一致地努力，試圖減緩步調，且把事情用邏輯審慎思考後再表達自己。這是個他們可以補償這個不足的合理方法，也是可以有效幫助他們的調適作用的好方法。

杏仁核

神經科學的準則會衝擊大腦如何影響和調停霸凌行為。最強機制之一的邊緣系統位於我們的大腦裡。沒有了大腦皮質區域（cortical regions），我們的情緒大腦（limbic brain）或「冷血大腦」（reptile brain）將會主宰我們的生命。我們將降級到僅有感覺、印象和知覺，也會沒有高階層思考的能力。我們知道，當有些動物的大腦皮層被移除，牠們就很容易有密集的情緒反應（LeDoux, 1996）。杏仁核透過自己本身跟大腦連結的中樞細胞核，控制了我們的自律反應，就像心跳（LeDoux, 1996）。這部分的大腦也幫助我們維持身體防衛大自然因素和其他外在威脅。最重要的是，這種強而有力的大腦區域能利用路徑越過皮質內更活躍的新皮質（neocortex）。基本上，這意思是，情緒反應或本能會在大腦高階作用涉入掌管情況前就發生。這就是確切會在戰鬥或逃離的刺激中發生的事。血液停止供給至大腦的皮質區域，而流到手臂、大腿和其他身體部位。這種協調作用或許幫助我們在史前時代生存了下來。

就某方面來說，這種大腦活動很駭人。意思是有時候我們就是無法控制自身的行動，我們能合理思考的能力被阻斷了，然後本能

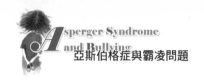

的衝動接管主宰了我們的行動。我並不是說感覺或本能是不重要的，或它們沒有合理的功能；相反地，我們若沒有感覺或直覺就不是人類了。但是 LeDoux 的研究帶來的啟示是，不經思考就行動並不是不常見的。

雖然這一點說出來不會讓大家意外，但是神經科學可以幫助解釋，為什麼霸凌者通常不經思考就行動，以及有亞斯伯格症的人一般並不符合這個模式。他們比較審慎小心地在計畫，他們直覺地知道，如果他們沒有反射行動，他們的杏仁核會接管而導致他們很情緒化，且生理反應過度。在這裡要提出很有趣的一點，調停作用是用來緩和情緒／冷血大腦和大腦過度分析的部分，讓步調緩慢和使心靈平靜的。出乎意料之外的，要使心靈平靜應該是要隔絕思考和感覺狀態，但其實它允許我們思考、感覺和行動更為清晰。

越過新皮質的分流概念需要讓有霸凌習慣的孩子多認識一點，這會是個給小學高年級、國高中生絕佳的一堂科學教材。這也會解釋為什麼我們常常會有衝動行為的機制，而造成自己和他人的問題。這堂課的訓言是：「控制自己的腦，不要讓它控制你。」

計畫霸凌通常是沒有考慮結果的。要這麼做需要高層級的思考，然而，下意識或無意識的原因所產生的霸凌通常是以恐懼為情緒基礎。這個情緒基礎就是老師們需要和學生一起探索的，學生要學習霸凌行為是一種反應弱點而非優點的行為。

如果你問一群青少年為什麼他們選擇要霸凌，大概沒有人會說恐懼是他們的原因之一。然而，這正是霸凌會發生的原因。不適當的恐懼讓霸凌者想讓他人比自己感覺更不舒服。雖然有可能霸凌者因為展現權威，看起來有比較高的自尊，但恐懼是引發侵略行為最基本的情緒根源。

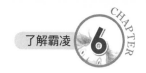

了解霸凌

接收器

過去三、四十年來，神經科學研究中最令人振奮的發現之一是來自 Candice Pert 博士。她的研究協助我們了解有關霸凌行為的情緒生理。Pert（1997）發現我們所知道的接收分子。接收器位於我們身體的細胞裡，而實際上一個神經細胞裡的接收器有可能達到十萬個之多。這些分子接收器由不同的胺基酸鏈（amino acids）和蛋白質所組成。接收器神奇的地方是，在某方面來說，它們是有知覺的。它們其實會開始震動，並在我們的細胞膜內震動以掃視環境，目的是在找尋一個可以搭配它們的化學狀態的配體。配體包含神經傳導體、類固醇和胜肽（peptide）。腦內啡（endorphin）即是一種型態的胜肽。接收器本質上會把自己綁在胜肽上面，一旦綁住了，細胞內部接收到訊息而導致細胞改變它的化學狀態。當這個現象在一個細胞內發生，一個連鎖反應開始作用，新的胜肽會配合之前接收器和胜肽的核子融合而結合。

我們體內的這些胜肽製造了很多不同類型的情緒。某種類型的情緒上綁有越多不同接收器的胜肽，就越能經歷這個特定的情緒。因此，霸凌者越受恐懼支配，他們就越需要從事霸凌行為，以對抗他們脆弱的感覺。然而，假設霸凌者可以感同身受，這樣就會顯著地影響身體化學作用，進而影響他們未來的行為。

目前已證實透過身體化學作用改變情緒是有效的。從 1975 年在俄亥俄州林麻（Lima）的奧克伍德・費瑞辛克中心（Oakwood Forensic Center），有一些囚犯被允許照顧小動物，像是魚、倉鼠和鳥類（Moneymaker, 1991）。照顧寵物的結果非常驚人，這些囚犯徹底地改變了他們的行為，他們自此之後只需要一半的藥量，只有少許的暴力事件發生，且自殺企圖減少了。我們讀完這研究可以推

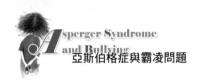
論，囚犯的身體化學作用因為他們與這些有療效的寵物之間的關係而改變了。如果這些改變能發生在監獄族群中，那這些改變也有潛力存在於我們學校之中，進而改變霸凌的行為模式。

簡而言之，Pert 所提出的創新點子是指，大腦不一定是人體唯一的思考和感覺中心，或許甚至身體全身的細胞也會影響我們的心理和情緒狀態。確實，醫生們推測人類的心臟也有某種程度獨立於大腦思考和感覺的能力（Pearsall, 1999）。這個發現可以解釋有很多心臟移植的個案會開始擁有捐贈者的特質（Sylvia, 1997）。

同理心之根

有一些重要的解決策略和解決方案專門用來幫助孩子抑制霸凌行為。其中一個最近幾年在加拿大廣受注意的解決方案就是 Gordon（2005）的同理心之根（Roots of Empathy）（www.rootsofempathy.org）。Gordon 在 1996 年贊助這個計畫用來促進融合，以增加情緒辨讀能力及減低年輕人的霸凌和侵略行為。這個計畫雖然是為普通教育課程而設計，它也著重於幫助預防霸凌。使這項計畫如此特別的原因之一是：它讓學生走進一個小嬰兒的生命中。

一位鄰近的家長帶一個嬰兒來學校，一位認證過的同理心之根訓練師會鑑定這嬰兒重要的發展里程碑，以及教導學生嬰兒的需求和氣質。這訓練師會說明嬰兒大腦發展的神經科學理論，學生會學到有關嬰兒的大腦運作和神經傳導，以及大腦使他們成為天生的學習者的可塑性。

一個六百頁教材的課程分成九部分。一到三年級、四到六年級和七到八年級的課程是分開的。訓練師會在一個禮拜前和嬰兒來到學校後一個禮拜造訪該班級。孩子們慶祝嬰兒重要的發展里程碑，

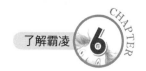

學習怎樣照顧嬰兒，以及從這樣的親自養育過程獲得同理心。

同理心之根計畫在生命早期中幫助建立了有同理心作用的胜肽，它幫助兒童時期至青少年早期的孩子與照顧脆弱的人的過程做連結。1988年的電影《雨人》，正是說明這準則的經典例子之一。在電影一開始，湯姆‧克魯斯（Tom Cruise）飾演的查理‧巴比特（Charlie Babbitt）就是個典型的霸凌者。他到精神病院綁架他的哥哥雷蒙（Raymond），這樣他才能拿到父親拒絕給他的一半財產。當他知道他的哥哥（由達斯汀‧霍夫曼飾演）對錢的價值毫無概念，他就變得很氣雷蒙還可以獲得一半的財產。查理綁架雷蒙後，兩兄弟踏上了跨國的探險旅途。查理很明顯地無法和雷蒙以任何有意義的形式做連結，大部分的場景都呈現出查理對於雷蒙的個人怪癖和詭異的格調極度惱怒。然而，在電影尾聲發生了一個轉捩點。查理發現事實上他能用一種動人的方法和他哥哥做連結，突然間，他生命中最重要的事變成是與他哥哥之間的關係。這就是一個霸凌者如何和脆弱的人能在一起且建立有意義關係的典型例子。

同儕指導

當有人可以和脆弱的人做連結，那會是一個改變人生的經驗。其中一個能建立這連結的方法便是同儕指導。Beane（1999）說，學生的社區服務能提供很多利益，包括發展領導才能、助人、尊重人和增加耐心。同儕指導是個很棒的機會，讓霸凌者能和較脆弱的人（或至少看起來較弱的人）建立有意義的關係。

❑ 霸凌者需要指導者

正常來說，當我們想到同儕指導者，都會是受害者才需要指導

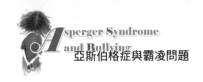

者,但是提供霸凌者一位指導者也是很重要的。Garry 和 Grossman（1997）說,那些和指導者配對的人在生命中會有正向的結果,包括:

- 他們比較不會開始接觸藥物。
- 他們比較不會開始酗酒。
- 他們比較不會逃學。
- 他們比較能夠和他們的家長相處融洽。
- 他們比較能夠和他們的同儕相處融洽。

對霸凌者最強而有力的指導就是被一位以前曾是霸凌者的成人指導。這樣指導者不僅可以幫助被指導者了解為什麼霸凌是不對的,霸凌者還可以分享個人因為自己的破壞行為所遭遇的苦果。這過程和有家長要求我指導他們有亞斯伯格症的孩子是一樣的。家長會因為我是個博士班學生,或因為他們相信我而要求我,但是他們之所以來找我,還有另一個更令人信服的原因是:我經歷過和他們的孩子很雷同的過程,且依舊成為一位成功的大人。我的人生歷程帶給這些家長希望。他們看見我的人生有很多可能性,能獨立生活,且在我的專業努力有收穫,雖然這過程並不是很簡單。相同地,目的是要指導者能透過他的生命故事給霸凌者示範,了解他是可以改變,且製造更多的可能性。我鼓勵老師們可以和那些可能願意成為霸凌者的成人指導者聊聊。

描述性讚美

關心努力改變的霸凌者的改善行為是重要的。當這個學生表現出有禮貌的行為,且被老師看到,老師就應該提供描述性讚美。描

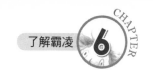

述性讚美是給予學生表現具體行動或行為一個誠摯的讚美;而非描述性讚美通常是含糊、不誠懇、不應得的,且是不具體的(Davis, 2005)。

描述性讚美　：雷,我今天下午對於你下課時邀請吉姆和你們這群人玩,感到很感動。做得很好！

非描述性讚美：雷,你的表現有比較好。

　　為了要試著讓霸凌者改變大腦化學作用和製造新的神經網絡,當他們表現出利他行為的時候,很重要的一點,就是要他們經歷正向的情緒。頻繁的正增強是為了要擴大學生表現出這些行為後所經歷的愉快感覺,這些愉快的感覺對於身體化學作用和增強好的行為有正面效果。

提供領導機會

　　Heinrichs(2003)談到重新引導霸凌者追求權力的需求至較為結構和正向的方向。用 Freud 學派的用詞就是昇華作用。

　　霸凌者渴望權力是因為他們有不適當的恐懼,但是如果給予機會,很多可以成為好的領導者。他們有領袖氣質、魅力,且光是聰明就讓同學印象深刻。然而,他們很多都沒有被給予機會伸展本領,不然就是用一些不適當的方法。如果提供一個出口可以將他們侵略性的能量轉換至領導活動上,那一切就變得不一樣了。目的是要讓這些學生製造新的神經網絡,讓同理心胜肽突然間對學生來說變成有上癮性,就像在俄亥俄州林麻的囚犯一樣。我鼓勵老師們提供領導機會給有侵略但有潛力的學生。

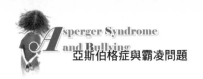

Beane（1999）提供了一個以前曾騷擾學弟妹的霸凌者例子，他如何被選擇成為其他霸凌者手下受害學生的監護人。Beane 提供了另一個例子，讓霸凌者「保護」他們的受害者，所以，假設有其他人試圖要霸凌他們的受害者，保護者會對他們負起責任。Beane 也建議霸凌者應該要參與社會服務計畫，他們可以在那裡幫助較為脆弱，需要被保護、憐憫和關心的人，從中獲得享受感覺的新平台。

不要使用黃金準則的訓話

Davis（2005）說，對學生應用黃金準則是危險的主張，且會本末倒置。問一位學生如果有人做了你對他做過類似的某件事，會做何感想，而他回答：「對我來說不痛不癢。」從那學生的立場說可能是誠實的答案。有些人對於別人無法忍受的所有類型痛苦都免疫（或至少說他們是）。我們知道有自閉症傾向的孩子通常是較不敏感的：「如果比利用力捏你的耳朵，就像你捏他耳朵一樣，你會做何感想？」一位不敏感的孩子可能會回答，對他來說不痛不癢。

一個大大有效鼓勵和建立同感心的方法，是和霸凌者講述有關他的行為對於受害者的影響。我相信，如果有人做了一樣的行為對抗霸凌者，霸凌者會說他不好的感覺跟受害者一樣，這可能是不合理的期待，因為他可能真的沒有那樣的感覺。但是，霸凌者不能爭辯他的行為是如何影響別人的。除非有人天生有極為反社會的人格，或沒有足夠的意識，不然，他不太可能不去同理他造成那人嚴重的痛苦。

一位老師可能會說：「你知道嗎，達爾？馬提已經沒有來學校兩天了，是因為你在過去幾週對待他的行為所造成的。你對這個有

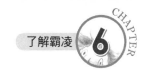

什麼感想？」這樣的說法比較會讓霸凌者退一步思考和自我反省。霸凌者應該要知道他們的行為在受害者的生命中造成的影響。

讀書治療法

　　共同關心的策略是由 Anatal Pikas（1989）所發展出來的。共同關心的策略支持使用讀書治療法，這是一個用書本和故事為方式，來讓學生連結自己的人生和所念的故事。那些抱怨預防霸凌占用他們太多教學時間的老師，可以用讀書治療法來達到一石二鳥的功效。預防霸凌的相關課程可以改編至閱讀課或語言課裡，讓孩子能有常規性地閱讀和討論故事。

發展霸凌者課餘興趣

　　Beane（1999）指出，很多涉嫌侵略行為的學生除了找其他人的麻煩以外，很少有其他興趣。一個很棒的方法就是，找出一些有亞斯伯格症的人是否有課餘的興趣或嗜好，和霸凌者的相似。如果有，老師可以建立一種緊密的指導情境，讓有亞斯伯格症的孩子實際上是在幫助霸凌者完成一項有關他們共同興趣的任務。希望霸凌者可以學習欣賞那些有亞斯伯格症的學生的天資，且進一步多認識他們。緊密指導這個關係很重要，因為有亞斯伯格症的孩子對於要跟易於霸凌的人配對，且要確保霸凌者的行為適當，可能會感到很害怕。如果這兩人處得來，這樣的活動或許可以編入同儕指導方案。

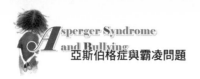
媒體

　　家長和老師們需要特別察覺到，現今的文化前所未有地讓霸凌者的特質發揮到極致。可悲的是，我們生存在週末早上電視充斥著暴力電玩廣告的時代，那正是我們的孩子（也就是電玩遊戲的潛在顧客）在看電視的時候。這些電玩的目的包括偷車、對女人和警察施暴和放火燒建築物。平均一個孩子在過十四歲生日前會看到12,000椿模擬兇殺案（Dyer, 2004）。電視實境節目描述人們試著要陷害對方而讓自己「贏得勝利」，廣受孩子和青少年歡迎。是否曾想過我們有一種文化，孩子對於暴力和霸凌麻木不仁，以至於他們真的沒有用有意義的方法批判過這個主題？每一次孩子從電視觀看暴力行為而得到愉悅的快感，製造新的神經網絡強迫孩子觀看越來越多的暴力。愉悅和暴力變成彼此相關聯了。

　　老師和家長們有道德責任為孩子解釋，有些社會上的邪惡是把利益擺在倫理之上的。除此之外，家長需要限制暴力電玩和電影、競爭者陷害彼此的實境電視節目、明顯有暴力歌詞的音樂，或任何會讓孩子對暴力和霸凌麻痺的東西。在影響社會價值方面，我們知道媒體扮演很重要的角色。我們不能控制孩子長大後做了什麼選擇，但是我們可以明智地在他們還是孩子的時候，選擇他們會接觸的東西。

長期結果

　　如果我們忽視霸凌者行為，且歸因於「男孩子就要有男孩子的樣子」，我們並沒有幫到孩子的忙。研究告訴我們，霸凌者在二十四歲的時候有六倍的可能性會被判罪，且比沒有霸凌行為的同

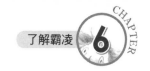

僑高出五倍的可能性，會留下嚴重的犯罪紀錄（Eron, 1986）。我們需要非常嚴肅看待霸凌問題。

摘要

- 有亞斯伯格症的孩子會被認為表現霸凌形式的行為，因為：
  - ◇ 事情不是按照他們的期待進行，就會造成他們的焦慮程度比較高。
  - ◇ 他們執行作用的困難讓他們很難去審度整個局勢，所以，他們有可能會說或做某些不適當的事。
  - ◇ 他們應用心智理論有困難。
  - ◇ 當有亞斯伯格症的人用盡了所有的資源和被過分強迫的時候，崩潰會導致報復行為。
- 有亞斯伯格症的孩子表現的霸凌行為是符合過度霸凌者這個類型。
- 熟悉不同類型的霸凌者是有幫助的。
- 霸凌要產生一定有權力不平衡的情況。
- 大部分的霸凌者有好的社交認知和健全的心智理論。
- 沉默的霸凌者因為社交地位而選擇不跟某些人相處。社交排斥是一種霸凌形式。
- 有亞斯伯格症的人一般都在特定場合才會有霸凌行為，反觀非自閉症者不論什麼場合都可以霸凌。
- 有亞斯伯格症的人因為邊緣系統機能不良，比如杏仁核肥大，有亢奮的反應。這讓他們極度焦慮，且提高了敏感性和衝動性。

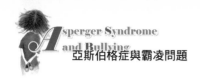

- 很多有亞斯伯格症的人直覺地在思考上變得極為謹慎和有邏輯性，來補償他們大腦的差異。

- 當戰鬥或逃離機制涉入，我們大腦的邊緣區域其實會妨礙我們運用高層思考的能力。目的是要指導亞斯伯格症的孩子：停，思考，然後決定。

- 我們細胞內的接收器自己和胜肽綁在一起，讓細胞的形狀改變了。每一個存在的情緒都有胜肽。我們越常經歷一種情緒，就越容易一直經歷它。為要建立新的神經網絡，當示範或表現同理心時，讓學生實際上經歷一種愉悅的感覺。

- 除了受害者需要同儕指導之外，霸凌者也需要指導者。

- 當霸凌者表現利他行為時，使用描述性讚美。

- 提供霸凌者領導機會。

- 讓霸凌者知道他們對受害者造成的影響。

- 讓霸凌者試試讀書治療法。

- 注意媒體是如何嚴重影響到霸凌者的行為。

- 試想如果不做任何事來幫助霸凌者反省和做更好的決定，長期下來會有什麼樣的結果。

Chapter 7

賦權家長

　　我常常說，如果我有小孩的話，我不介意有一個有亞斯伯格症的孩子。雖然我無法減低教養一個有亞斯伯格症孩子的困難度，但是我不能不去想可能有的樂趣。我知道我的孩子會有不尋常的興趣，而且可能會非常誠實、可以信賴，但是我也知道，他很有可能成為受到霸凌的對象。

　　因為有亞斯伯格症的孩子的家長將會遇到很多的困難，我對於他們有許多同理和同情。一個有社會障礙的孩子要對抗霸凌是相當沒有防衛力的，這讓家長感到無助。另外，當一個孩子有溝通困難，這讓家長更難去了解他們孩子實際上發生了什麼事。我跟很多家長聊過，他們跟我說，他們的孩子都拒絕談起他們在學校的社交經驗，所以，沒有其他方法可以知道他們的孩子是不是受到霸凌或虐待。這章節會概括處理這些問題的方法。

網路

　　最古怪的霸凌類型（如果可以這樣歸類），就是網路色情入侵。隨著網路普及，色情侵略者有一個新又難得的好處：尋覓受害者的過程被簡單化了。侵略者不用在學校外圍徘徊等待一個無知的孩子上鉤成為受害者，取而代之，他們可以在家舒服地採取行動。

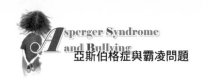

最容易受這些人打擾而動搖的族群就是有自閉症的孩子，我刻意要提醒關心的家長要保護弱勢孩子被利用。有自閉症的孩子很容易成為這種類型的受害對象，原因如下：

1. 他們常常是孤獨又沒有朋友的。如果有侵略者對他們有興趣，他們會特別注意而容易受到傷害。

2. 他們天生就容易相信別人且容易受騙。因此，他們比較會相信想喬裝成小朋友的大人，而非自閉症的人能分辨這些人只是在動手腳騙人。

3. 他們是非黑即白的思考模式，他們以為大人一定是好人。

很多受到性侵害的人站出來說，他們小時候是孤獨的。一個受歡迎的小朋友比較不會和網路上的陌生人聊天，受歡迎的小朋友比較會把時間花在同儕身上，他們較沒有和陌生人互動的需求，或者甚至跟陌生的小朋友互動的需求。另一方面，沒有朋友的孩子會試著建立某些情緒連結，特別是如果他們在學校沒有這種連結。人們對有自閉症或有亞斯伯格症的人有的迷思之一是：人際關係對他們來說是不重要的。這是非常錯誤的觀念。

孤獨的孩子如今在網路上有一個很好的工具，可以認識其他小朋友，那是個虛擬的世界，讓你可以和新的朋友做連結。網路可以正向地幫助人們更靠近彼此，但它同時也是侵略者可以引誘無知又孤獨的孩子很棒的舞台。

我沒有暗指非自閉症的人對性侵害者是免疫的。相反地，我是在強調有自閉症的人比較會成為性侵害者使用網路時鎖定的對象，就像在學校，他們比較容易成為霸凌的鎖定對象一樣。有亞斯伯格症的人對侵略者說的話可能毫不懷疑，但是非自閉症的人或許就會知曉。以下虛構的聊天室對話可以說明我的重點，本章接下來的部分，我會以十一歲有亞斯伯格症的孩子強尼為例。

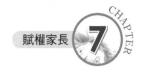

侵略者：哈囉。

強　尼：嗨。

侵略者：你現在在幹嘛？

強　尼：沒幹什麼。

侵略者：你叫什麼名字？

強　尼：強尼，那你叫什麼名字？

侵略者：山姆。你幾歲？

強　尼：十一。你幾歲？

侵略者：我也十一歲，你住哪裡？

強　尼：我住在郤斯提頓鎮的達靈頓街 3245 號。你住哪？

侵略者：你就讀克雷頓（Clayton）小學嗎？

強　尼：對啊，你怎麼知道？

侵略者：所以，你放學後都去哪裡啊？

強　尼：都去我朋友雷恩的家。

侵略者：酷唷！那他住哪裡？

　　我們會發現，強尼都很誠實地回答每一個問題，完全不知道這些問題背後的意圖。他沒有注意一個陌生人初次見面就問這麼多私人的問題，是很不尋常的。對大部分十一歲的孩子來說，如果有人在對話一開始就問太多私人的問題，便會開始懷疑或感到不舒服。然而，有亞斯伯格症的人就會相信這人也是十一歲，因為他是這麼被告知的。過度專注、缺乏想像力和總是誠實以對，有時候會是致命的結合，容易遭騙，就像這個例子一樣。強尼無法想像有人會對於自己的年紀說謊，因為他永遠不會說謊。他對這侵略者可能是新朋友一事也過度認真看待。

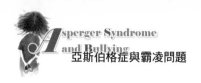

非黑即白的思考模式

以上的例子也說明了非黑即白的思考模式。「他說他十一歲，那他一定是十一歲。」他沒有批判分析就相信了這些話表面的意思。這種非黑即白的思考模式也可以應用在大人承認了他的年紀。讓我們來看看另外一個虛構的網路情境。

侵略者：哈囉。

強　尼：嗨。

侵略者：我是你爸爸的朋友，他要我跟你說哈囉。

強　尼：真的嗎？你叫什麼名字？

侵略者：我和你爸真的是很好的朋友。我明天放學載你回家如何？你爸問我可不可以去接你。

強　尼：好啊，酷！

強尼很明顯地並沒有讀懂這些對談。他用非黑即白的論點在看這些訊息的交換。第一，這男人說他是爸爸的朋友，那他一定是。如果有人說什麼，特別是大人，那就一定是真的。人如果能看見「灰暗」那一面，就了解並非每一個人都會說真話。有時候，就算是大人也會說謊。

強尼還有一個很重要的線索沒有察覺。問起對方名字而對方沒有回答，大部分的十一歲孩子會感到懷疑，但是強尼沒有想到。再次說明，強尼十分當真那人是爸爸的朋友，所以他並沒有懷疑這人可疑的行為。「他是我爸爸的朋友，所以無論如何我都可以相信他。」所以，我們要怎麼做來保護我們的孩子不受到網路侵略者傷害呢？

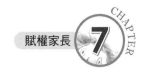

❑ 撤除所有網路攝影機

網路攝影機是給任何有戀童癖的人一種視覺宣傳,特別是絕對不能讓有亞斯伯格症的孩子有網路攝影機。有這個配備等於是邀請侵略者來跟你的孩子聯繫。網路攝影機可讓侵略者能面對面第一時間和你的孩子溝通!有什麼會比這個還危險?

我不是說所有孩子都不能有網路攝影機,在家長的督導下,有些孩子是可以從這個科技獲益的。例如,在醫院的病患復原時,可以和朋友用網路攝影機溝通和聯繫。但是不負責任的讓孩子使用這種科技,輕微來說會造成極度負面的結果。

❑ 監視所有鍵盤上的敲擊

隱私權固然重要,你孩子的安全更為重要。購買一套軟體讓你可以監視所有電腦上所敲擊的按鍵。如果你發現你的孩子花過多的時間在電腦上,而你完全不知道他們在幹嘛,這個是特別必要的。如果你的孩子可以分辨是非,且能清楚了解用網路的風險,那或許你可以解除這個管控。

❑ 禁止聊天室

禁止你的孩子進入網路聊天室和留言板。孩子可能會抗議這剝奪是不公平的,且會說:「我是唯一不能玩聊天室的小孩。」向孩子解釋那些造訪聊天室的人並非都是善類,且孩子進入聊天室就是讓自己置身於危險中。如果孩子違反這規定進入聊天室,那就得面對嚴重的後果。後果必須夠嚴厲,以幫助孩子了解他們所處的情境是多麼具潛在的危險。

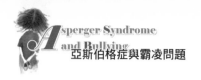
❏ 幫你的孩子選擇他的網路郵件帳號

有亞斯伯格症的孩子不應該被剝奪有網路信箱的權利。如果孩子要跟爺爺說生日快樂，應該要讓他這麼做，但是你孩子的網路郵件帳號不應該透露任何私人資訊。甚至像「tennisplayer1996@aol.com」就是太具體了，這網路郵件帳號給了兩個重要的資訊：你的孩子是一位打網球的人，他是 1996 年出生的。侵略者就會有一些個人資料可以用來聯繫你的孩子。所以，不要讓你的孩子很有創意地自己選擇網路郵件帳號。用 User（使用者）開頭的帳號是很理想的，例如：「User123467@aol.com」。把自己的名字完全隱藏起來是給弱勢孩子最佳的使用者代號。

❏ 不要讓你的孩子有網路個人檔案

很多網路服務提供者會讓使用者製造一個「個人檔案」，或一個描述自己的網頁。一個典型的個人檔案會揭露你的名字、年齡、地址和學校。基於所有剛剛討論到的原因，不要允許你的孩子有個人檔案或網頁。

在網路上跟陌生人溝通，一個有自閉症的孩子需要一個不能打破的規定：不可以做！如果你不認識那個人，就不能跟他講話。

如同網路侵略者，受到同儕的霸凌也是另外一個惱人的趨勢。受到霸凌會在一個人的心靈上留下永遠的疤痕。身為家長，你應該如何賦權自己呢？給予你的孩子足夠的警告，不能跟誰說話、不能跟誰走或拿陌生人任何東西。如果陌生人堅持，立刻跑走和呈報事件的一般性原則就可以派上用場了。

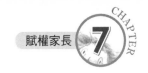

和老師及學校溝通

現在我們來討論家長如何和孩子的老師一起合作杜絕霸凌。你的孩子可能很難跟你溝通他在學校受了委屈，這讓身為家長的你處在黑暗中。一切都太常發生，但是家長完全不知道他們有自閉症的孩子在學校發生了什麼事。他們就是無法察覺那些天天加諸於孩子身上的痛苦和折磨。

你一定要常常和老師溝通，堅持你和老師建立一種合作關係。我建議你用書面請老師寫下每次你的孩子受到霸凌的事件。這是個不錯的方法，因為你和老師很難每週都有機會長時間的對談。你應該要把這個老師也同意做的要求寫進孩子的教育計畫裡。這跟孩子在考試時獲得延長時間一樣重要。這份文件應該要有霸凌事件發生的地點、誰霸凌了你的孩子、什麼促使了這事件及老師如何回應。

孩子的老師或許對於要記錄「霸凌報告」會不太樂意。一個老師每天都有數不完的工作，所以，不太可能要老師很積極地花時間寫這個報告。要是能減少必要的書面工作，或許這個責任可以當作是老師試圖減少霸凌發生的獎勵。

要求老師填寫這個報告文件是很重要的，有幾個原因。第一，就像我先前說的，研究指出，老師只介入在教室中發生的霸凌事件的 14%，以及在操場上發生的霸凌事件的 4%。這個資料很令人不解，因為老師們表示他們介入了 71% 的霸凌事件（Craig & Pepler, 2000）。這些統計數字告訴我們兩件事：

- 老師通常不知道何時何地發生了霸凌事件。
- 老師不會總是介入，除非強制他們要這麼做。

家長應該要知道每一個霸凌事件的情形，才能分辨學校的職員是否有效地在處理這些事件，且要注意每一個事件帶給孩子的影

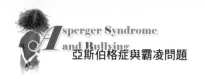
響。某些學校可能會拒絕這種類型的家長介入,他們會說,告訴老師應該如何監督學生的行為不是家長的工作。家長必須要有自信地回應這些資訊對他們孩子的福利是不可或缺的。家長無法在學校日觀察他們的孩子,因為孩子有社交障礙,也不能從他們身上獲得足夠的資訊。老師是唯一能有效地和家長溝通的人,讓家長知道他們的孩子發生了什麼事。學校的隱藏式攝影機不足,不然這是其次最棒的替代方案了。

家長不應該對抗或折磨老師,家長永遠不要疏遠老師,要尊重老師的角色和他經營班級的能力。當涉及孩子的福祉時,家長應該從一種關懷的角度出發,不要批判而讓老師對你有所警戒。

老師一定要了解自閉症,這樣他們才能更理解家長的擔心。首要的是,自閉症是一種社交障礙。如果孩子有失讀症,很合理地,他會接受協調服務。對任何其他的障礙類別也是如此。有社交障礙的孩子應該也要接受適當的協調服務。老師一定要知道,自閉症的障礙讓家長很難知道孩子是否在學校被苛待了。疾呼老師和學校應發揮同理心與責任感。家長一定要明瞭老師一天上課有多忙,但也要堅持這有關孩子需求的資訊有多重要。所有班上有這樣孩子的老師們都應該要填寫這個文件,包括體育、美術和音樂老師。

最終目標是教導孩子能自己報告霸凌事件。這個目標應該要列在孩子個別化教育計畫(Heinrichs, 2003)的短期目標和年度目標,還有現階段教育表現部分(PLEP)。

會霸凌的老師

大部分的老師會進入教學專業,是因為他們真誠地想幫助孩子能發揮全部的潛力。遺憾的是,有些老師因為某些原因看起來是要

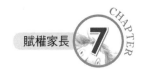

利用他們的職權。就像第一章描述的那位霸凌我的老師，有時候他們看起來很享受濫用權力。

如果一個孩子說有老師使用語言對他施暴，家長應該馬上和老師或校長聯絡。上位當權者不當的行為可能在上一世代是可以被接受的，但在現今社會是無法被容忍的。你怎麼判斷一位老師是否在霸凌你的孩子？可能的訊號就是孩子很明顯地對這位老師感到害怕，或孩子的學術表現很明顯地變差。

如果一個老師說有自閉症的孩子懶惰，那確實值得擔憂。就我們所知道的亞斯伯格症的孩子，結果會如下：

- 孩子會過度專注於任何負面的評價，最後變成「自我應驗預言」（self-fulfilling prophecy）（這裡是單一趨向性在運作）。
- 孩子會不假思索其真實性而接受老師的批評，「老師說我懶惰，那我一定是。」

高度期待

家長應該期待老師對亞斯伯格症和自閉症相關的症狀有基本的了解。孩子崩潰的一些事件是因為感覺受干擾，或一個無法預測的轉換發生，沒有告知轉換的老師會誤解這個行為是不聽話或不尊重老師的權威。當這樣的情況發生，且老師試圖在這些情況下宣示他的權威，孩子會解讀成老師「好兇」。一個有自閉症知識的老師會避免這些類型的情況，或大事化小、小事化無。

例如，一個老師可能會跟有自閉症的強尼說，你不夠努力而且你很懶惰。這些批評是正確的嗎？或者有神經病學上的原因，讓強尼看不出來他在努力呢？是強尼要唱反調，或有一些挑戰讓他無法完成作業呢？這是家長的工作，透過專家可能的協助來提供這些問

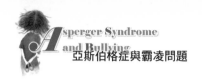

題解答，以協助老師更了解有自閉症的孩子。

當我就讀小學的時候，美術老師說我很懶惰，我父母知道這個控訴是錯誤的。我缺乏動機是因為我知道不論怎麼努力，我的美術作品也不會達到老師的標準。我精細動作的運作就是無法允許我靈巧地操作物品。如果美術老師了解到我的障礙，她就會協調且以更得體和有利的態度對我。

我常聽到的一個錯誤想法就是提供孩子調整方案，意思是給學生「特殊待遇」，對待他不像所有其他孩子。這沒有道理。如果學生有近視眼，難道使用眼鏡就是要求特殊待遇嗎？對自閉症的孩子也是如此。因為他們就是需要一些調整方案，並不表示給予特權。不給有自閉症的孩子特殊待遇的想法是過時又沒有幫助的看法，相信調整方案是不公平的老師需要反省且再教育。

那要是老師就是不在乎有障礙的學生呢？這是一種老師期待每一個人的行為都一樣且達到相同規定的目標，不尊重任何神經性的限制。如果老師有這種過時的態度，分派一個有自閉症的學生給他是危險的，家長應該慎重考慮把孩子轉到別班或不同的學校，讓更稱職的老師來教導。

訪視學校

如果還是對老師不處理霸凌事件覺得不放心，有另一種家長可以運用的資源。好的社工人員會做很多筆記，正確記錄事件、參與單位和介入表現。然而，如果孩子是小學生，社工人員就無法固定去看他。如果是這樣，家長應該盡量每隔一陣子拜訪孩子的班級，特別是過去曾發生過霸凌的事件。

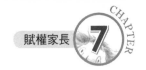
自願分享有關霸凌的演說

讓本書所談的研究成為你的武器、成為你孩子的前導者。自願撥出時間，且在孩子的班上或學校集會提供一場有關霸凌的演說。可以利用一些唾手可得的不同技巧，將這些資訊呈現給小學或中學生：

- 使用一些第五章討論過的一人一故事劇場技巧。
- 談談你自身被霸凌的經驗，以及長大成人後這些如何影響你。
- 使用有劇本的角色扮演。
- 介紹「旁觀者」的概念。如果這個概念學校早就知道，用一些具體的例子強調它。
- 在你的演說中結合音樂和舞蹈。

如果你不方便演講或你的孩子不希望你成為演講者，你可以詢問學校行政人員是否能開放讓領域裡的專家進行人員訓練。

人員訓練

如果你的學校職員有興趣，他們可以從預防霸凌的職員訓練中學到東西。這種類型的專題討論會是個好主意，因為大部分的老師不知道如何達到有效預防霸凌。藉由幫助老師練他們所需的武藝，那些預防霸凌的比例會提升。我希望美國所有的學校都能有預防霸凌的演講，這樣才能把人（就是你）帶到前線去！

家長和孩子組成的團隊

家長和孩子可以一起協力合作。我再次強調和孩子的老師溝通

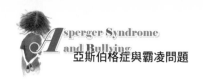

的重要性,但是最終的目標是要讓你的孩子能向你重述重要的資訊。孩子解釋他受到霸凌其中一個困難的原因是,他可能誤解恥笑的本質。有時候恥笑是開玩笑的,但是有時候它會是惡意的。有亞斯伯格症的孩子會誤解惡意的恥笑是開玩笑的恥笑,反之亦然。換句話說,如果托瑞跟強尼說了些什麼想傷害他,強尼有可能以為托瑞只是在開玩笑;換言之,如果托瑞純粹想開強尼玩笑,強尼有可能解讀成惡意的恥笑且被觸怒。再次說明,因為亞斯伯格症的本質,這些類型的線索常常會被誤解。

分辨開玩笑和惡意恥笑的技巧是需要學習的,有亞斯伯格症的孩子要很明確地被指導如何分辨這兩種行為。

玩偵探遊戲

教導分辨恥笑類型其中一個方法就是玩偵探遊戲。很多有亞斯伯格症的孩子天生是有分析能力和邏輯能力的,所以這種學習技巧可以觸及潛在優勢。如果有人對強尼說:「瞧,強尼來了。他是全校最酷的孩子。」偵探遊戲的目標就是要幫強尼解讀那孩子真正的意思。強尼會學習問適當的問題,且能問做出合理結論的必要問題。大部分孩子直覺會問自己的問題或許會讓強尼困惑,所以他一定要被教導如何批判性思考。過程類似這樣:

- 誰跟你說那些話,強尼?
- 這是過去都對你好的人嗎?
- 這人說完之後是離開或繼續跟你講話呢?

強尼學習如何依賴過去的經驗來下精確的判斷。

既然大部分有自閉症的孩子不善於解讀視覺線索,教導他們如何了解其他人意圖的最好方法是透過分析他們的過去經驗。因為

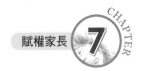

有亞斯伯格症的孩子有傑出的長期記憶，這方法是在利用他們的優勢。

當有爭議的霸凌事件發生時，有自閉症的孩子應該問自己一些問題：

- 這人通常對我好嗎？
- 這人曾經對我說過任何好話嗎？
- 這人會繼續跟我說話，或者邀請我加入他們那群嗎？或從那之後他立刻忽視我？

強尼可以從這情境中學到的教訓是：

- 如果有人說「好」話，但是他們從沒有對我好過，這人有可能是在恥笑我。
- 如果有人說好話，然後馬上從此不友善，這人不誠懇的機率很大。

角色扮演

當一個孩子叫另外一個孩子不好聽的綽號，但很明顯沒有意圖要傷害對方，那角色扮演或許會是個有效的方法。角色扮演可以像這樣：

媽媽：（假裝是朋友）嘿，強尼。

強尼：嗨！

媽媽：我不敢相信你完成了你的歷史作業。你真是個怪胎！我根本就還沒開始。喂，放學後想騎腳踏車嗎？

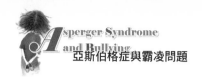

從問強尼當他的朋友湯姆叫他怪胎是什麼意思開始，如果他認為強尼是個討厭的人，他會邀強尼去騎腳踏車嗎？身為家長，你可以提供一些理由為什麼他的朋友要這樣叫他：

- 湯姆很挫折，因為他還沒開始寫他的歷史作業。
- 湯姆嫉妒你，用「怪胎」來笑你。
- 湯姆試著要表現幽默。

這個互動的目的是要教導強尼，單就文字不能代表一個特定訊息的完整意思。反而，一個人過去的意圖和行為，對於解讀這人現在所說的話和行為是很有相關的。強尼要學習如何用過去經驗解讀意圖。

有亞斯伯格症的孩子需要體會一些被恥笑的例子，利用不同的感覺頻道來正確處理角色扮演的訊息。在角色扮演中，聽覺形式就是你的孩子聽到你講話。同時，你用臉部和身體的視覺形式來表達非口語意思。角色扮演時，請你的孩子舉實際霸凌事件為特定例子是個好主意，問他何時何地受到霸凌。或許老師可以從霸凌報告中提供這項訊息。記住，目的是要越具體和越實在越好。抽象概念對有自閉症的孩子來說，有時候是難以理解的，所以記得這個好的標語：只要是具體的就很棒。

❑ 自發性角色扮演

要把這訊息從在家練習轉換到在校的最好方法，是讓這些角色扮演可以越自發越好。人生不像一部電影，不是說我們可以按一下「暫停」來分析情境，然後再按「播放」。身為人類，我們被要求要現場分析人生，就像莎士比亞說的：「人生不是一場彩排。」

首先，告訴強尼當一段話說出來時，他要說出他覺得那是什麼意思。把它變成一種遊戲。你可以說：「你快要讓我發瘋了。」現

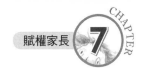

在跟強尼說，他在你頭痛的時候請你帶他去游泳，之後你立刻說了這句話。過了幾秒，問他是否認為他真的讓你發瘋。你可以問以下這些問題：

- 他常常讓你發瘋嗎？
- 你跟他講過這段話嗎？特別是當你在忙或感覺不舒服的時候，他請你做一些事情。
- 當有人請你做一些事就會讓你真的發瘋嗎？

目的是要強尼依賴他過去的經驗。如果上述問題的答案都是「不對」或「沒有」，強尼應該可以推測，他的媽媽說「你讓我發瘋」並沒有真的那個意思。

❏ 利用電影和電視節目

自發性角色扮演之外，讓你的孩子分析各式各樣的電影和電視節目。試著選擇那些電影中有類似你的孩子的角色。暫停並倒帶，這樣可以讓你選擇對話，然後請你的孩子分析。有些引導的問題像是：

- 他對他所說的話是認真的嗎？如果不是，為什麼？
- 那你覺得他真正的意思是什麼？
- 他在諷刺嗎？如果是，你怎麼知道？
- A 角色喜歡 B 角色嗎？如果是，你怎麼知道？

反駁的話

有自閉症的孩子沒有習得基本口語的自我防衛技能，所以當他們受到口語苛待時，他們實際上是無力防衛自己的。有自閉症的孩子就是要讓他學習如何在口語上防衛自己。無庸置疑，這不會是個

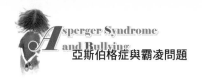

簡單的可教技巧。受到口語苛待以後，使用口語反駁或許是有自閉症的孩子需要面對最艱辛的挑戰之一。當不久前被某人羞辱，聽覺訊息處理障礙使得當場要組織回應很困難。所以。教導你的孩子如何使用反駁的話或許是有幫助的。

這方法讓事情的情境特定又具體。人們可以很簡單上網學習到整個列表的反駁語，但是對有自閉症的孩子來說，這可能不會很有效。如果反駁沒有跟特定的情境有關，學習並應用它們或許是沒有用的。

當處理口語苛待的方法還未建立前，孩子必須記住一個重要的準則：不管誰跟你說些什麼，保持你的冷靜。很多家長或許想到他們的孩子受到霸凌後所承受的忍耐，就熱淚盈眶。但是。有些有自閉症的人是可以在這些喘不過氣來的情況下保持冷靜。

告訴你的孩子別理睬那些恥笑是虛偽的作法，這是不可能的。如果有人在你的臉上灑了一把沙子，然後別人對你說：「不要理他」，這聽來會很荒謬。一個孩子可以學的是如何看起來冷靜堅定。如果孩子崩潰了就全玩完了，那孩子會喪失為自己辯護的機會。

Donna Williams（2003）曾提過有自閉症的人通常感覺自己是赤裸裸和暴露的。受到羞辱之後，那種 Williams 女士所描述的「青澀」，在有亞斯伯格症的人身上或許增強了十倍。然而，就算孩子在受羞辱時和之後多麼感到青澀和暴露，他一定要學習保持控制，為了要製造有目的的回應。

就算孩子能保持忍耐，他依舊不能回應霸凌者，孩子可能需要時間回家舒壓。如果之後家長可以跟孩子復習所發生的那些明確羞辱，家長和孩子可以腦力激盪一些適合的反駁，好在下次受害時使用。例如若有人說：「強尼，你是遲鈍的人。」你和你的孩子可以

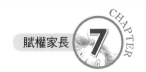

腦力激盪明確的反駁，例如：「我知道你是，那我是什麼？」或者「哇……真令人驚訝！你整晚都在想這個嗎？」Heinrichs（2003）也建議，每個有自閉症的孩子在他們的能力裡要有一些果斷的劇本。請你的孩子練習把這些劇本自信大膽地說出來：「退後」、「朋友，注意了」和「不要惹我」。

最終目的是要傳授孩子足夠的反駁語讓霸凌者反省。如果霸凌者需要花很大的力氣，通常他會尋找更簡單的鎖定對象。假設一個孩子在兵庫裡有足夠的反駁武器，這孩子就可能不會再是被鎖定的目標了。很重要得強調的是，這些反駁語不應該是有種族歧視、性別歧視、低級或褻瀆的。

當然，如果孩子看起來不願意或害怕用反駁語反應，這樣會增強霸凌孩子的強度至進階版，他們會察覺自己的限制，且用其他建議的方法之一來處理霸凌事件。最重要的是你的孩子一定要了解，這些有關於他的差辱都不是正確的，不要相信。

摘要

- 最易受戀童癖和他們不可理解的行為影響的族群之一就是有自閉症的孩子。
  - ◇ 有自閉症的孩子通常是孤獨且很少有朋友。
  - ◇ 有自閉症的孩子天生就容易相信別人且容易受騙，很容易相信別人所說的。
  - ◇ 有自閉症的人有非黑即白的思考模式：「這人是大人，那他一定是好人。」
- 撤除所有的網路攝影機。
- 監控所有的網路郵件。

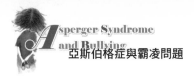

- 不要讓你的孩子加入網路聊天室。

- 不要讓你的孩子有網路個人檔案。

- 幫你的孩子選擇他的網路郵件帳號。

- 確保霸凌事件是有紀錄可循的。

- 不要容忍被老師霸凌。

- 自願在你的孩子班上或學校集會時，舉辦一場預防霸凌演講。

- 自願做職員訓練。

- 學習且和你的孩子玩「偵探」遊戲，持續練習至你的孩子可以從家裡類化到學校。

- 和你的孩子進行很多角色扮演。

- 利用電影和電視額外練習。

- 利用果斷的劇本。

- 教導你的孩子在對抗霸凌者時不要崩潰的重要性。

- 執行在「反駁的話」中討論的計畫。

Chapter 8

賦權學校

　　成長過程中，只要提及「學校」兩字，就會讓我感到身體不適，特別是在面對快樂的暑假過後要返回學校的時候。人生看不出來是公平的，一個禮拜要上學五天，而且還要受到同學們長期的苛待。有時候我會責怪上帝，我問祂，我可以快樂地幽禁在家或在地方俱樂部打網球，為什麼祂讓我去這麼可怕的地方？

　　很可悲的是，很多孩子都有這樣的感覺。最近我去一個地方圖書館演講霸凌問題。演講最後，一位大概十歲左右有亞斯伯格症的可愛小男生舉了手。他說：「到底何時我才能過完童年？我討厭上學，我討厭受到霸凌。對我來說，人生看起來很不公平。」我感同身受。身為一個有亞斯伯格症的大人，當我在他那個年紀的時候，我有一模一樣的感受，對於今日的孩子還這樣感覺，我深感憤怒。為什麼我們的社會不能讓學校在保護最弱勢的族群這一環做好一點呢？我認為，該嚴肅看待這個挑戰的時候到了！

　　這章會著重於賦權給學校的方法，來處理霸凌問題和減少同儕苛待。同時會提供一些解決策略給學校層級或區域層級的行政人員，告訴他們如何確保每個班級和操場的安全。

察覺問題的存在

　　每次我遇到老師、行政人員或學校顧問，我會問的第一個問題

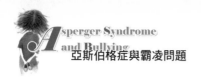

是：「你們學校霸凌的盛行率有多高？」有時我聽到即便校方已經有預防霸凌方案了，霸凌仍是一個很嚴重的問題。每個學校的行政人員需要很誠實地說出霸凌確實是個問題，以及他們做了什麼措施來正面因應這個問題。

成功的全校性介入

學校層級的介入顯然是有效的。在堪薩斯州（Evans et al., 2001），有一個介入方案是包含在體育課的一部分，教導學生自我管理和合宜的社交行為。學校發現懲罰轉介和退學都明顯下降，學業表現也改善了。

在義大利（Menesini & Modiano, 2002）的一間小學，將以下的介入方案引進給學校裡的孩子：角色扮演、分享個人經驗，以及讀書治療法。霸凌問題很明顯減少了。

在新南威爾斯的一項研究（Petersen & Rigby, 1999），觀察那些實施 Pikas 共同關心策略的學校。這研究的自陳式評量指出霸凌問題確實減少。

這三個例子有一個共同點就是，解決的方法超越了一個班級的層級之上。更確切地說，整個學校系統都讓這些研究介入了。當學校行政區（行政人員、老師、學生和家長）對於霸凌問題有政策和過程上的共識，霸凌問題就可能會戲劇性地減少。

全校性的策略

想像居住在一個縣市、城鎮、都市或管轄區域，其中不同的街道和鄰里都遵循不同的法律政策，這種系統會是多荒謬。缺乏統一

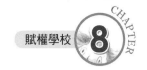

賦權學校

性會讓市民在法律限制裡不知所措。

　　如果你認為缺乏統一性會使大人困惑，那麼試想這對孩子會造成什麼影響。實際上，沒有一致性的全校性策略，孩子是處在一個雜亂無章的環境。假設有一群一年級生從柏妮老師那兒學到一套班級常規，是用來確保霸凌事件不會發生的。升上二年級後，同一群學生被編到卡妮老師的班級，她有一套完全不一樣的規則。柏妮老師的規則是，沒有她的允許不准學生碰其他孩子，但是這條規則在卡妮老師的班級並不適用，結果學生因學校缺乏一致性和連貫性而受累。

　　預防霸凌的全校性策略規章是由區域當局或各校的行政人員所制定。這種策略是很基本的，因為橫跨全面性的政策必須一致，而且會減少模糊地帶，老師們就不需要承擔訂定自己班規的責任。他們可以純粹地使用行政人員或區域當局訂定的規則。這種政策提供孩子感到安全和安心所需的結構。

　　根據 Olweus（1993）提出的想法，我會建議學校正式通過一個「零霸凌的宣言」（Bully-Free Declaration），這是所有學生都要同意和遵守的契約。以下是一個零霸凌宣言的例子：

　　我們是 ABC 小學的學生、老師和家長。我們聲明所有
　　ABC 共同體的成員都是有價值的市民。我們同意用尊
　　重、榮耀和尊嚴對待每一個人。我們斷言，沒有一位學生
　　因為要傷害他人而恥笑或霸凌別人。我們同意那些選擇要
　　反其道而行的學生要為他們的行為後果負責。捍衛受到霸
　　凌的人是很重要的，並讓霸凌者知道他所做的事是不被容
　　許的。認同這些融合準則，並接納每一位屬於 ABC 大家
　　庭的學生，是 ABC 的傳統。

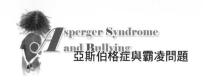

　　這個契約樣本可以在第一天上學的時候，給所有家長和同學帶回家。

　　親愛的家長和法定監護人：

　　請和您的孩子閱讀零霸凌宣言。下方是我們請學生和家長簽署的一份契約。在明天返校簽署這份契約前，請和您的兒子或女兒討論這份契約和霸凌預防的重要性。

　　ABC 尊重契約

　　我＿＿＿＿＿＿＿＿同意遵守上述零霸凌宣言的準則和政策。如果我沒有遵守它們，我同意為我的行為後果負責。

　　學生簽名＿＿＿＿＿＿＿＿＿＿＿＿
　　家長簽名＿＿＿＿＿＿＿＿＿＿＿＿
　　日　　期＿＿＿＿＿＿＿＿＿＿＿＿

　　零霸凌宣言應該要公布於學校各處：各班、走廊、午餐室、體育館、校長室和廁所。所有的教師應該確保他們的學生了解這個宣言，並遵守它。另外，Olweus（1993）建議學校集會可以在第一天上學日舉行。在學校集會時，可以把宣言介紹給學生。校長可以召集一群願意說明遵守這契約規定的重要性、年長又受尊敬的學生。行政人員有各式各樣的方法可以很有創意地在第一天上學介紹這個宣言。

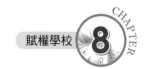

　　學校行政人員需要在學年一開始就全校性地公布這個宣言，行政人員也可以利用機會強調簽署一份契約的意義及其重要性。在成人的世界裡，不遵守已簽署具法定效益的契約會引起可能的財務積欠後果。學生應該要知道當他們簽署一項契約，他們就是同意遵守契約的規定。如果孩子因為某理由而不願簽署契約，學校職員則應該在學年進行前，個別向他們解釋，釐清他們的疑慮。家長也可能有疑慮，在學年開始時，行政人員也需要以一種非對抗式的態度來解釋。

　　如果學生們不同意簽署契約，那就需要向學校職員發出紅色警訊。契約基本上是要求學生不要苛待別人，且用尊重對待同學，期待學生訂定這樣的契約是很合理的。

❑ 全校性策略的障礙

　　要達到成功預防霸凌的全校性策略介入，有一些障礙：
- 校長不見得有動機把預防霸凌列為優先考慮的事。
- 老師不一定同意霸凌是個問題，且不一定會同意這個問題應該這樣處理。他們也可能寧願自己處理。
- 因為年齡、認知能力和成熟度的不同，這些規定未必能夠具體到讓學校每一個人都了解。

　　儘管有這些障礙，實證指出全校性策略在獲得正面結果上成效不凡。記住，任何有效的霸凌預防方案的基本原理，就是孩子需要一致性的規定和一致性的結果。

以系統為基礎 vs. 以準則為基礎的策略

　　Fay 和 Funk（1995）描述「以系統為基礎」（system-based）

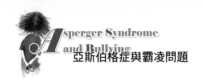

和「以準則為基礎」（principle-based）策略間的差異。前者對於某些行為有很具體的結果，後者對於每個個案細心檢視。共同關心策略和不責怪策略皆是以準則為基礎的例子。

每一個方法都各有利弊。Heinrichs（2003）信奉以準則為基礎的策略。一個以系統為基礎的策略，很可能會為有亞斯伯格症的學生製造災難，因為他們常常會違規而不自知，其實是因為他們缺乏社會了解。單單因為「犯罪」而懲處，對有亞斯伯格症的學生來說會是個羞辱，因為他們往往不了解自己做錯了什麼事情。如果一個有亞斯伯格症的女孩珍妮去擁抱了吉爾，而她的學校規定未經他人允許不能碰別人。珍妮會發生什麼事呢？因為零容忍政策的規定，她會被退學。這樣公平嗎？珍妮有任何想傷害吉爾的意圖嗎？是珍妮的亞斯伯格症，也就是她不懂得人際界限，讓她想去擁抱嗎？因此逃逸條款應該被放在有亞斯伯格症的學生個別化教育計畫中，以解決因誤解規定或崩潰所導致的行為發生。

以系統為基礎的策略確實有助學生遠離霸凌。例如，如果孩子想霸凌一位同學，而且知道學校並沒有任何一致的政策，他或許就會更傾向去霸凌。有很明確的一套規定搭配一致性後果，是能有效執行政策唯一看起來合乎邏輯的方法。

所以，哪一個策略比較好呢？我相信是兩種的結合。我喜歡以系統為基礎的策略，因為它的一致性和沒有模糊地帶，但是很多情況下以準則為基礎的策略會比較公平，因為它為有爭議的特定情況量身訂作了執行規定的方法——特定情況像是，當霸凌者有學習障礙、注意力缺陷過動症、自閉症或亞斯伯格症，或其他狀況會牽涉到是否理解或遵守規定，或當事件本身有爭議，不足以證明事實的時候。

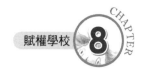

以系統為基礎的策略其爭論在於：它太苛刻了，且它能做的就是強迫拘留學生、退學，或任何其他傳統所用的結果，而通常效果不大。或許零容忍政策的結果太嚴厲了，不過，霸凌行為的處置可以比其他各式各樣的禁制行動懲罰更先進和更有創意。例如，可以讓霸凌的學生：

- 指導一位學生某學科，而該學科是霸凌者強項卻是被指導者的弱項。
- 參與社區服務。
- 和學校社工師見面討論一則發生過的霸凌事件，且討論可以從該經驗中學習到什麼。
- 保護被找麻煩或被人恥笑的受害者一段特定的時間。

當然，霸凌者的過錯（像是身體攻擊和口語威脅），需要用更嚴肅的態度來處理。

全校性會議

除了全校集會之外，各班選出來的代表可以擔任霸凌預防委員會的委員，這和學生會是分開的。這不但是個學生可以放進履歷表中很棒的活動，也可讓他們對於這個問題有提供意見的機會。學生搭配宣言可以幫助擬訂有關霸凌預防的全校性政策，學生擬訂的政策可能會比行政人員擬訂的還要有分量。

在學生還年輕的時候實施介入方案

研究顯示，至少直到八、九歲，孩子才有辦法完全察覺自己是受害者（Kochenderfer & Ladd, 1996）。全校性介入方案能幫助確保

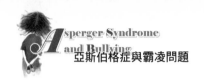

小孩子永遠不會經歷當長期受害者的感覺。在很早期學會霸凌的孩子，極有可能會持續這種行為直到青少年，甚或成年。

雇用支持性的教職員

研究很清楚證明，建立禁止霸凌的全校性規定和程序，讓存在於今日很多學校的法治和恐怖行動之間的關係有所不同（Besag, 1989; Prothrow-Stith, 1991）。學生長期活在受到霸凌的恐懼之下，會有極少（或缺乏）動機在學業上表現良好。這點對於有亞斯伯格症的族群更是如此。此外，當學生發現老師和職員拒絕嚴肅看待這個問題時，霸凌在學校會逐漸成為可以被接受的行為。

在一個大人掌權又不採取強硬的手段來杜絕霸凌的氣氛裡，孩子不會清楚接收到有關於這種類型侵略行為的訊息。舉一個實例，有一位內華達州雷諾市的高中校長被一位同性戀少年揪了出來，幾位高中生用套索繞住這位校長的脖子之後，這位校長憤而羞辱了這位少年，只因為他是同性戀。校長不僅沒有和有權者合作採取合法行動來制裁這樣的冒犯行為，他反而警告找他出來的學生「別像個娘砲」（Kirby, 2001）。令人咋舌的是，堂堂一位高中校長在那樣的情況背景下，會如此魯莽地說出有成見的評論。

另外一個例子是，我在成為老師的過程中，有一次，我和一群修習底特律大學碩士班的特殊教育老師去了一趟英國牛津大學，那是一個遊學團。我們的團和另外一所大學的一群工程系學生一起住在某大學宿舍三個禮拜。在遊學過程中，我們和那群工程系學生逐漸熟稔。工程系那一群中，有兩位很明顯表現出亞斯伯格症的症狀，雖然我不知道是不是有正式的診斷。

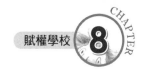

　　身為特教老師，人們都會期待他們對於這些工程系的學生有些許程度的敏感度。然而，非但沒有看見他們的敏感度，他們反而在背後恥笑這群人。其中一位老師竟然還用工程系其中一位學生能聽到的音量說：「坐過去一點，我不想跟他坐。」這種排擠的話可能在三年級學生口中會聽到，但不會是從一個有受教育、已經身為特殊教育老師的口中說出。

　　當上校長或一位特殊教育老師，並不保證他們對有特殊需求的學生有適當行為。如果一間學校或區域當局要設立零霸凌宣言，且期待學生能遵守，那老師、校長和行政人員一定也要以身作則。老師在行政人員雇用過程中，應該要求他們證明不會以任何形式濫用他們的權力對付學生。在面試中，行政人員可以去探索一位教師候選人可能會有的成見，這樣做是很明智的。這個人對於某些族群的人——有障礙的人、弱勢族群或同性戀者，是否懷有成見或根本就毫不了解呢？行政人員甚至可以給這位教師候選人一個假設性情境題，問他會如何處理一位老師濫用職權苛待學生的情況。就算這位教師候選人給了一個官方正確答案，一位老練的行政人員仍可由候選人回答這假設性問題所需要的時間，來判斷其誠懇度。這位候選人應該很快速地就能回答，他會試圖由問題的基本面來著手，透過訪談所有涉入團體，需要的話，和上位有權者合作。如果這位教師候選人完全不知道要怎麼做，有可能代表他缺乏必要的常識來處理這種有成見涉入的情況。候選人的臉部表情也需要觀察，如果他對於回答這種問題感到不自在，對於某些未知的議題應該也要有所留意。

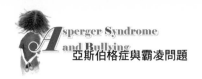

給霸凌的老師和行政人員懲戒

在電影《早餐俱樂部》（*The Breakfast Club*）的結尾，有一個校長和一位製造問題的學生之間經典的對質。在這一幕中，校長挑釁一位學生而吵了起來，他叫這位學生來打敗他。當學生拒絕時，校長譴責他是個懦夫。若說這很清楚是一位行政人員霸凌一個霸凌者的例子，其實也不為過。

教育行政當局一定要用處理學生霸凌彼此的模式來處理霸凌學生的老師。當一位老師或行政人員，並不是有執照可以濫用他們的權力霸凌學生，教育行政當局對於那些不當行為必須嚴懲。

教師在職訓練

為了減少學校的霸凌事件，老師自我更新最新研究和建議策略是重要的。教育行政當局和校長們應該要求老師定期在職必修這個主題。因有某些障礙而在小時候受到霸凌的人，會是個很有說服力的講者，可以和老師分享霸凌的影響。我在很多學校常常獲邀做這樣的演講。一位專長於霸凌相關議題的心理師，也會是個在職進修講師的好選擇。這些類型的演講和那些設計來幫助老師學習 Orton-Gillingham 閱讀法[1]（Ritchey, 2006）一樣重要。如果老師不具備霸凌議題相關的知識和專門技術，他們對抗這問題的能力會是一竅不通和無能為力的。

---

1 譯註：Orton-Gillingham 教學法是以拼音為本的教學策略，以協助讀寫障礙兒童學習英文單字及語音規則。

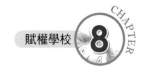

學生糾察隊

有些學校使用學生糾察隊。Ross（2003）提到，這些方案選擇不同類型的學生，且讓他們在午餐室和操場巡視，確保沒有發生霸凌或其他反社會行為。一旦目擊霸凌事件，他們會向學校職員報告。其中一個有關這方案的警告就是，確定霸凌者的報復不會衝著學生糾察隊人員而來。

在選擇巡視人員時，老師和職員應該找尋受歡迎的同儕模範學生。另外，指派以前的霸凌者當糾察隊，讓他們在教職員密切指導下，能幫助他們對受害者的困境較為敏感。

支持團體

Katz（1993）建議學生在學校裡可以有支持團體，由教職員經營各式主題來幫助他們培養正向情緒。研究指出，用來滿足霸凌受害者情緒需求的支持團體是很理想的（Arora, 1991; Besag, 1989）。這種團體對有亞斯伯格症的族群特別有益處，他們總是在慢性受害中有孤立感，如果他們可以看見有很多不同的人經歷過霸凌，就可以減低他們常常經歷的內化責備和自我譴責，目的是要分享受到霸凌的經驗。

專業的諮商師

學校諮商人員和社工師應該諮詢和協助在霸凌循環裡既是受害者也是侵略者的學生。對諮商人員來說，了解亞斯伯格症族群是重要的，因為這是個容易經歷霸凌的族群。很多有亞斯伯格症的學生

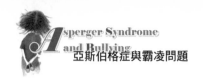

不會跨出第一步去尋求學校諮商人員的協助和支持。因此,諮商人員定期去察看有亞斯伯格症的學生在做什麼是個好主意。傾聽的支持對學生來說,就能有極大的差異。

自信訓練

很多有亞斯伯格症的人缺乏必需的自信(assertiveness)以有效對抗霸凌。除了第七章的建議,透過教導有亞斯伯格症的孩子自信技巧來賦權家長之外,或許把這個需求在個別化教育計畫中提出是明智之舉。學校社工師和心理師是協助有亞斯伯格症的學生習得必要技巧的理想人選,以察覺霸凌並幫助他們學習防衛自己。學校職員和家長應該通力合作,提供最佳的方法來教導有亞斯伯格症的學生自信心。上一章向家長提到的許多自信技巧,也適用於學校職員。

以下是學校職員可以告訴有亞斯伯格症的學生,讓他們變得更自信的一些具體建議。

- 在下課時間試著找人一起玩,或在午餐時間一起坐。如果你對這任務有困難,請一位大人幫你和另外一位學生配對。一般來說,當你和某人一起玩,會比獨自一人的時候,別人找你麻煩的機會較少。
- 如果可能的話,直視霸凌者的眼睛。透過眼神接觸讓對方知道他並沒有威脅到你。
- 如果有人口語苛待你,你可以說類似「來點有意思的吧」,或走開來回應。如果霸凌者有回應什麼樣的話都不要回嘴。這方法讓霸凌者知道,你並沒有把他的話認真看待,且你並不想跟他打交道。

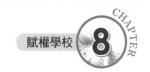

● 演練你的反駁語或「劇本」,若下一次霸凌者攻擊時可以有所準備。有亞斯伯格症的人在這方面可以做得很好,因為他們有很強的長期記憶。確定這些反駁語不會貶至霸凌者的水準,而涉及侮辱他的宗教、家庭、性徵,或任何諸如此類的。讓這些反駁語保持中性。

全校性障礙察覺週

全校性障礙察覺週的目的是教導孩子有關有障礙的人。透過和一群成功的貴賓演講者接觸,包括有障礙的成功大人,孩子可以學習到有障礙的人的天賦和人生課題。

特別來賓的演講

在學校集會的時候,我建議邀請有著純熟動機的演講者來分享他們自身曾受到霸凌的切身經驗。我在前言中提到的作家 Patricia Polacco 就是個很好的例子,她是有名的成功者,當她打開心房述說她受到霸凌的經驗,她儸服了她的聽眾。講者不一定要很出名,重要的是,他小時候曾經常常受到霸凌,且要有好的溝通技巧。如果他是有趣、誠實,和不畏懼在眾多孩子面前展現脆弱的一面,這是最理想的。

錄影帶監督

很多學校認可使用監視器來巡視霸凌行為,目的是在閉路電視上揪出霸凌者。攝影機可以有技巧地設在學校容易發生霸凌的各角

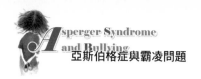

落。學校可以透過自陳式評量問學生哪裡比較會有霸凌發生。類似你在便利商店會看到的監視器，可以安置幾架在學校區域中心，透過四分、五分、六分、七分、八或九分切割畫面連結攝影機。或者，可將閉路電視放在學校有職員的主要辦公室，協助監控螢幕上發生的狀況。攝影機要保持錄影狀態，如果霸凌事件真的發生了，這樣才能被錄影下來，霸凌者的行徑才能被保留當作證據。

　　一個文明的自由主義者會爭辯這種作為會把學校變成警察國家。然而，如果可以幫助削減霸凌，我是贊成這種方法。第一，它會減低家長爭辯他們的孩子沒有霸凌別人的能力（Ross, 2003）。如果霸凌行為被影帶捕捉到，家長就不能提出質疑。第二，這個過程有其他學校試過且有不錯的成效。在多倫多的某所學校，霸凌行為猖狂到無法控制，學校委員授權在學校裡外多處地方使用閉路電視攝影機。這個決定獲得了良好的效果（Fennell, 1993）。在英國的索利哈爾（Solihull），攝影機的設立證明學校在對抗霸凌中有舉足輕重的地位（O'Malley, 1993）。要切記攝影機的使用是在保護孩子，並不是在暗中偵察並否定人民的權利。

　　最終，這是個保護霸凌受害者的人權議題。如果便利商店可以設立攝影機來預防偷竊所損失的金錢，那麼如果可以有助保護孩子的安全，學校不應該投資同樣的科技嗎？

　　設立攝影機最重要的原因是，讓這些有障礙或有亞斯伯格症的人可以「發聲」。假設貝瑞在操場某處霸凌了達夫，大家都看到它發生，但是達夫並沒有自信面對或告訴任何在上位有權者；或者假設沒有旁觀者來幫忙達夫防衛或報告這件事給上位者知曉。如果當初有使用攝影機，達夫就有一股聲音了。

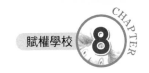

處理網路霸凌

網路霸凌是受害中最殘暴的形式之一。身為網路霸凌受害者，不僅在學校，還要在家裡忍受霸凌的影響。一個人最安全的避風港突然之間變成是危險的。有亞斯伯格症的人很容易變成這種霸凌形式的鎖定對象，因為他們當中有很多人都會花大量時間獨自打電腦。另外，他們很容易受騙。他們有可能不經詢問一些重要的問題（例如，為何那人會想要或有權知道私人訊息），就透露私人訊息給別人。

根據網站 www.cyberbullying.org 所指出，網路霸凌牽涉到在一個公眾的討論會中開某人很惡毒的玩笑，例如，在 myspace.com 或網路訊息留言板傳送恐嚇信，流傳有損某人名聲的照片，以及在即時通或網路郵件裡，利用偽名獲得私人資訊或羞辱人。

學校應該以嚴肅態度看待網路霸凌這問題，無論是校園內或校園外的霸凌事件都絕不容忽視。為了預防網路霸凌，以下兩點應該有所幫助：

- 一個特定的學校網路信箱帳號。帳號可以類似這樣：NoBullying@SeaholmHighSchool.edu，這個帳號可以拿來報告任何影響受害者在校權益的網路霸凌事件。
- 合法檢舉有恐嚇本質和違反刑事條例的網路信箱。

假設蜜雪兒寫網路郵件給柯特妮，說她遲鈍，並說學校沒有人喜歡她。這些話並不構成採取法律途徑的行為，但是可以轉介至學校在上位有權者的人，找蜜雪兒聊聊為什麼她會傳送那封信。我們進一步看這例子，假設蜜雪兒在信中威脅柯特妮，說如果柯特妮星期一來學校，她就永遠見不到她的狗！這封信應該就要直接轉寄給校方，尋求可能的執法單位協助。

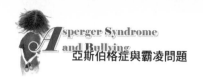
任何一封旨在霸凌他人的郵件，不管是不是構成採取法律途徑的行為，應該都要仔細審查是否符合學校層級的處罰。當威脅涉及會發生在學校的後果，就不能只因為某人不在校內，就可以有權用網路霸凌其他人。記住很重要的一點，如果學生因為網路霸凌在家中沒有安全感，他們理所當然在學校就不會感到安全。

霸凌何時是一種犯罪行為？

什麼時候一個人不適當的行為應該要交給法律執行單位處置，並從學校手中接管呢？Furniss（2000）說，根據教育部的規定，所有會導致身體傷害的攻擊過錯都應該呈報警察。依照青少年的說法，「揍某人」的用語一般常常用來意指人身攻擊沒什麼大不了。學校應該警告所有的學生，如果他們由於身體行為傷害了另外一個人，他們會違反刑事法規，並將會向執法單位呈報。

霸凌檔案

每一個曾霸凌別人的學生在學校都應該要有檔案，類似警局檔案。這很重要，因為學校才能量化追蹤學生從事口語和（或）身體虐待的頻率，這可以當作斟酌對重複違規者適當處罰的參考。同樣的冒犯行為，派蒂做了十次和吉娜做了一次，派蒂接受的處罰和吉娜一樣，這是不太合理的。

媒體

「媒體識讀」（media literacy）對於讓學生在選擇看什麼電視、

電影和電動做聰明的選擇，扮演了重要的角色。很多媒體識讀團體十分樂意有拜訪學校的機會，對家長及學生講述媒體和霸凌／暴力之間的關係。其中一個團體是新墨西哥州媒體素養專案計畫中心（New Mexico Media Literacy Project），這是美國歷史最悠久的媒體識讀機構（www.nmmlp.org）。我幾年前曾經參加過由這機構成員所舉辦的演講，我對他豐富的知識和做過的研究數量印象深刻。透過簡單的網路搜尋，利用關鍵字「媒體識讀」就可以整合很多其他的機構，邀請特別來賓到校為學生舉辦一場有關這項主題的講座。

❑ 台灣媒體識讀相關單位[2]

1. 媒體識讀推廣中心（http://www.tvcr.org.tw/）。
2. 財團法人閱聽人監督媒體聯盟（http://www.mma.org.tw/index.jsp）。
3. 財團法人台灣媒體觀察教育基金會（http://www.mediawatch.org.tw）。
4. 財團法人廣播電視事業發展基金（http://www.bdf.org.tw）。

電話熱線

中等學校應該鼓勵常常被鎖定的受害學生透過電話熱線尋求協助。應該定期提醒學生，這些機構及社區資源在緊急時是很有幫助

---

2 譯註：本段資料為譯者新增，台灣教育部於 2006 年實施「改善校園治安──倡導友善校園，啟動校園掃黑實施計畫」。防治校園藥物濫用、暴力、霸凌和黑道勢力介入，學校、家長、學生請撥打免付費反霸凌專線：0800-200-885（凌霸凌零─惡零零─幫幫我）。警察局另設有保護少年專線：0800-059-595。

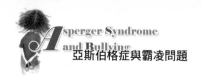
的。往往，學生渴望來自父母的情緒性支持是很缺乏或得不到的，而這些學生須和了解他們困境的人商談。Ross（2003）推薦了美國的 Girls and Boys Town National Hotline（1-800-448-3000）和英國的 ChildLine（0800 1111）。

摘要

- 老師能察覺學校的霸凌問題是重要的，才能帶來改變。
- 全校性有關霸凌的策略讓學校每一個人從一個共同的點出發。
- 研究顯示全校性策略是成功的。
- 全校性策略之一是「零霸凌宣言」。
- 家長和孩子閱讀零霸凌宣言，並在學年一開始就簽署是很重要的。他們的簽名代表了若沒有遵守應有的規範，就會導致其後果。
- 全校性策略的障礙包括校長缺乏動機和老師的不同意。
- 當有障礙的學生被控告霸凌時，以準則為基礎的方法效果最好。在普遍無法有效證明何種方法較好時，以準則為基礎的方法也很有幫助。
- 以系統為基礎的方法主張當事件證明已發生，且意圖很明顯，便要有一致性的後果。
- 參與全校性會議的霸凌預防委員，讓學生的聲音被聽見，並幫助他們解決問題。
- 霸凌預防首重於年紀還幼小的時候，這樣才能播下仁慈和尊重的種子。
- 雇用不會濫用職權、不歧視任何弱勢族群的老師是很重要的。弱勢族群包括各種種族、性別或障礙族群。

- 霸凌的老師應該被嚴重處罰。
- 老師應該被訓練處理霸凌事件。
- 學生糾察隊方案幫助旁觀者成為指派的學生糾察隊，觀察任何有霸凌本質的活動，然後報告學校職員。
- 學校諮商人員應該接受敏感度訓練來和受害者諮商，以及和有障礙的人相處，特別是有亞斯伯格症的人。
- 受害者需要全校性自信訓練。
- 全校性障礙察覺週可以幫助尊重有障礙的人，並在學生中營造霸凌有障礙的人是不被允許的風氣。
- 邀請年幼時曾受到霸凌的特別來賓在學校集會中演講是很有效的。
- 錄影監視器可以抓到霸凌現行犯，提供那些不敢說出來的人一股聲音，以及避免家長和職員之間對於事件是否發生產生質疑。
- 網路霸凌不能被容許。
- 身體暴力行為和口語威脅應該交由執法單位依法處理。
- 學校應該有霸凌學生的檔案，這樣才能為每個學生量身擬定合宜的處分。
- 在集會中應該推廣媒體識讀。
- 電話熱線對那些沒有交談對象或沒人了解的學生是有幫助的。

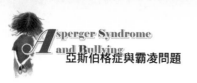

Chapter 9

與我父母的訪談

　　當我寫這本書時，總覺得該問我的父母一些這本書所探討的議題，關於我自身從小到大的成長歷程。接下來的會談內容是我和父母個別會談，我問他們相同的問題，並且配對他們的反應。我和父母親單獨分開會談的目的，在於容許有認知、記憶，或為人父母理念的差異。

　　首先，容我簡介一下我的雙親。賴瑞（Larry）和凱蒂·杜賓（Kitty Dubin）都是非比尋常的人，是我心目中理想的父母，至今我們仍維持極佳的關係。我的父親自 1968 年開始執業專司刑法答辯，在律師事務所待了數年。1975 年，他離開業界轉任學界從事法律教育，自此成為底特律大學法律學院的教授。儘管薪水減少了，但他認為，快樂和工作滿足感比賺錢重要，當個法律教授有時間做些創新的事。他寫了幾本法律教科書，是幾家電視台和電台（包括 CNN）的法律評論家，也是公共電視台的獨立製作人。其中一個節目曾在佛羅里達最高法院演出。由於我們常常相處在一起，我相信，如果他一直待在律師事務所，我們的關係不會如此密切。

　　我的母親原本是心理治療師，她雖樂在其中，但總認為這不是她終其一生真正的職業。她偶然發現到寫劇本頗適合她。她有多部戲劇在全國劇院公演，同時也是奧克蘭大學戲劇學教授。創造與眾不同的生涯定向似乎是他們天生遺傳給我的基因。

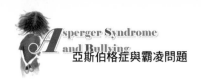

　　我的父母賴瑞和凱蒂・杜賓對我的提問，有關我從小被霸凌經驗的回應如下。

尼克：請描述我兒時受霸凌的經驗如何影響我在家裡的行為。

父親：你是一個高度敏感的小孩。小學時經歷一些霸凌事件，且在中學時更嚴重。不少孩子因你是猶太人而以侮辱的言語稱呼你，我們到學校向校長表達我們對此種形式辱罵的關心。校長和霸凌你宗教信仰的人們懇談後，才終止這些事件的發生。

　　這些年來，我知道你受了各種苦，但很少告訴我們。你放學回來怒氣沖沖，但我不知原因何在。那時我以為你生氣是宣洩上學的各種壓力。我沒有了解到，你不僅有來自學業的壓力，還有來自同儕，甚至被一些老師欺負的痛苦。我當時若知道你所承受的霸凌，我會竭盡所能來保護你，並協助你面對處理。

母親：聽到你被霸凌，心裡總是很痛，你的怒氣讓我覺得相當無助。你常將挫折發洩在我們身上，一方面我們可以理解，但絕對有損我們的母子關係。你有時對我們是用一種辱罵的態度相待。人世間的事往往沒有簡單的答案，我經常反覆自忖：「打電話給欺負你的霸凌者的父母，但可能帶給你更多困擾，或約你的老師談談，但會不會被說是過度保護呢？」做與不做都會被指責。

尼克：請依你們的理解，描述我中學時的學業生活。

母親：你二十七歲時，我們才知道你有亞斯伯格症。在那之前，我們以為你有學習障礙，這有些模糊，也可能是注意力缺陷障礙。

　　中學時，你幾乎不曾說過被霸凌的事，所以我們並不知道你每天經歷的辱罵虐待，當時只知道你每天放學回來總是非常生氣或

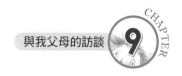

悲傷。

你的中學生活相當困頓，因為這樣影響家中每個人。一般而言，從小學進入中學是重要過渡期，我相當關心。這過程經歷很多改變，從單一教室和單一老師改變為很多課程和很多老師。然而當時不知你有亞斯伯格症，直覺以為是所有的改變招致不幸。你剛進入中學時，學業問題以及重新組織的需求馬上紛沓而至，但直到接到來自校方輔導者的電話，問題才浮出檯面。她說，你在社交上隔離自己，沒課時總是在校園外圍閒逛，你告訴她寧可還在小學。她很關心，建議我們安排你參與一個「社交團體」，那兒有一位心理治療師負責協助一群青春期少年人的社交問題。

你極度排斥，希望完全不跟這團體沾上邊。身為父母，我們覺得事態嚴重必須加以處理。我們勸你先去參加一兩次，如果不喜歡就停止參與。回想起來，我們犯了很大的錯誤，只想辦法將你帶到門口，反而招致相反的結果。每個禮拜你非常抗拒去參加團體活動，我們之間的戰爭隨之而起。

曾有一年你參加團體，但過程中不停地踢和尖叫。我們不斷要求心理治療師做些什麼，她說不能讓你操控我們，參與團體對你最有益。所以戰事蔓延，直到心理治療師說你可以「畢業」了。你說整個團體經驗一點用處都沒有，但你也說也許是肇因於你個人的抗拒。

父親：因為你中學時尚未被診斷出有亞斯伯格症，我們只知道你可能隱約有學習障礙，以及同儕間社交困難。你獨來獨往，我相信別人對你的觀感會讓你容易受傷。

中學是你最困難的時期，每四十五分鐘換一次教室使你整天一片混亂，無法保持好的組織能力。攜帶對的課本到對的教室又是另

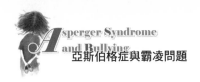

一個挑戰。有好幾天你都還得重返學校拿遺忘在教室的書本，才能寫家庭作業。記得有一天，我和你一起回學校去拿幾本你忘了帶回家的書，你打開櫥櫃時，紙張、書本、鉛筆、鋼筆、雜七雜八的東西掉出來散落一地。有一些老師專業敏銳不足，他們沒有看出你是一位有學習和組織力困難的學生，老是告訴我們你不夠努力。

　　你的中學生活每況愈下，有時似乎看似無望的。儘管日復一日學業和社會壓力猛攻，稍感欣慰的是，你依舊能保持開朗。當達到底線時，你往往會有一股力量在極短時間內再度反躍。當時我深信，你擁有豐富的內在力量，足以對抗中學時每天面對的眾多難題。

尼克：你們曾經考慮將我帶離中學，另覓其他合適的教育機構嗎？

母親：歷經你中學時期折磨的第一年後，我們深切懷疑是否該送你回學校，繼而決定檢視其他選擇。我們的選擇不多，我們看了一所學校只收學習障礙學生，但發現你的障礙沒有嚴重到適合那裡。因為有些專家告訴我們，你是資優生，我們也找了一所招收資優或特殊才能學生的學校，我們認為在那裡社會議題不致太差。此所學校招收多元的學生，氣氛比公立學校和善。在和該校一位有類似問題之男同學的父母聊之前，我們深切傾向送你去那兒。那位母親說，社交方面，這所學校很適合她兒子，但為了趕上學業，必須每天另聘家教和課業奮戰。實在難以抉擇，我因此失眠了好幾個禮拜。你父親和我認為你志不在艱辛的課業，但那裡的社交氣氛應較適合你。為了幫助下決定，我們讓你接受學校心理師的資優測驗。她的結論是留在公立學校學業支援較有保障，這是資優學校做不到的。

父親：我不滿意你中學的環境，我知道你非常聰明有創造力，據我觀察，學校麻木了你的學習過程。我們找到一家招收學習障礙生的學校，但被告知那兒不適合你，應繼續留在主流學校。我們也找了一家招收資優生的學校，然而被告知對你而言不夠結構化。因此，公立學校似乎是次要之惡。

如果時間能倒流，我會找一所離家有些距離，但能提供較佳教養環境的學校。父母如果對小孩的學校不滿意，則會面臨進退兩難的窘境。如果沒有較好的選擇（當時的確沒有），我們就必須和學校的老師以正向和建設性的態度通力合作。有些老師易於溝通合作，有些由於欠缺敏感度或專業能力，帶給家長無數失眠的夜晚。

你中學遭遇的問題是難以克服的，你以自己內在的力量度過難關。如果你缺乏那種能力，我確信轉換教育環境是絕對必要的。

尼克：我青春期時，你們會擔心我的社交能力不足嗎？

母親：肯定會的。我很擔心你和同儕間缺少社交互動。除了帶你參加治療團體，從你進中學直到被診斷出來之前，我叨念個不停。當然，當時我不知道自己是嘮叨的，我自以為我是在鼓勵、建議和做對你最好的事。我對你嘮叨些什麼呢？每件事！

我嘮叨你要去參加教會青少年社會團體，我嘮叨你要去打電話約人打網球，我嘮叨你要去出席學校舉辦的舞會，我嘮叨你要去約人看電影。我越嘮叨，你越生氣，那時我們的關係極度惡化。

父親：當然。我記得很清楚，你總是在意別人如何看待你。你的在意演變成被霸凌的經驗，心底有恐懼感。另外，當時我並不了解亞斯伯格症對社交困難有什麼影響。

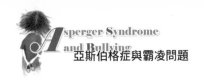

你小時候不喜歡帶動遊戲，但喜歡被其他孩子圍繞。所以，我們安排很多遊戲聚會，讓你有社交互動的機會。當你越長大，我們越難掌控此事。早期，一位中學輔導老師說，你和其他小朋友互動不佳，應參加一個學習社交技巧團體。我們強迫你去，是由一位心理師負責，成員都是社交困難孩童的團體。我相信你的感覺是我們污辱你為失敗者，必須和其他失敗者每週聚一次。縱使我們認為對你最有益，你卻討厭去參加這個團體。我應該尊重你強烈的感受，但當時我自以為在做對的事。

我觀察到在網球俱樂部，不論上課或競賽，你的社交表現最佳。你成為優秀的網球選手，當時我應了解善用你的長處營造你的社交技巧才是上策，而非在著重弱點的情境。

尼克：看到我每天社交孤立，你們感到心情痛苦或是可以接受這樣的我？

母親：看到你如此社交孤立是很痛苦的。當時，我不知道你和別人有不同的社會需求。我始終以為問題在於心理因素，就像 Nike 廣告說的：你需要的只是去「做就對了」（just do it）。

父親：是很痛苦的。我知道你喜歡歡樂，你是樂意付出的好人，所以看到你社交孤立是很難過的。老實說我不了解原因，以為源自心理因素。自從你被診斷之後，我才明白是神經因素造成社交不適，這帶給我全然不同的觀感。

每個人都有不同的社會需求。我們沒有意識到以小孩觀點來看你當時的社會需求，我們投射我們的需求在你身上。知識不足造成我們很大的挫折，傳達給你的是我們無法接受真實的你。身為父母，我們誤入陷阱，希望你長大符合我們所設定成功的標準。亞斯

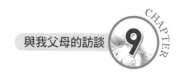

伯格症正面地挑戰父母的期望。這些年來我學習很多，我引以為傲的是你已是成年人了。我相當以你為榮，你擁有獨一無二的個性，你可以做你自己，不必附和他人的期望。

尼克：你們是否曾感受到老師們是在霸凌我？

母親：很不幸，是的。小學時，你的美術老師嘲笑你的作品，在全班眾目睽睽下展示，讓大家都看到你的作品有多糟。我們和這位老師討論，讓她了解你已盡力，請她不要嘲笑你。回想起來，簡直不敢相信，我們必須和這位自以為專家的人討論。

最痛苦的老師霸凌事件發生在你高中時，是一位特教老師。你的特殊興趣之一是播報，你擅長模仿收音機和電視播報員，你天生具有播報的天賦。每個暑假我們去密西根度假，那兒有個公共廣播系統播報整天的活動，那兒的主任因你的熱情，准許由你來擔任播報員。

高中時你修廣播演講的課表現不錯。隔年，你選修廣播進階課。在秋季班開學前，你、父親和我去見你的特教輔導老師，她說她不贊成你修廣播課，由於你的精細動作不佳會造成太多問題。她提到你很難做好廣播帶的轉換工作，會在同學面前失態。我們都錯愕不已。你竟無法選修唯一最充滿期待的課。

那次會面之後幾天，我不斷打電話給特教輔導老師嘗試改變她的決定。她毫不掩飾她的不耐煩，說：「放棄吧，杜賓太太。」但我真的無法就算了，這是不對的。不許你修這門課簡直毫無道理！第一學期的頭十天就這樣過去，每天清晨你坐著聽來自公共廣播系統的廣播，擔任播音員是你期待將近一年很想做的事。

有一天你放學回來哭泣近乎崩潰，你告訴我你覺得想當播音員的夢破碎了。當我聽你這麼說時，整個人一觸即發。可能就像母親

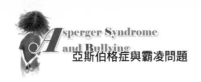

發現小孩在卡車下，突然發現有力氣抬起卡車幾吋讓小孩脫離險境。在這情況下，顧不了輔導員「放棄」的警告，我們決定去找特教主任處理此事以糾正錯誤。

我們約了廣播課的教師說明原委。在場很多人出席，包括：特教輔導老師、你和特教主任。我們說，基於你長期對廣播的熱誠，收音機演說表現不錯，修過先修科目，是否可能重用你的長處、調適缺失，好讓你可以修這門課？經過一番討論，會議的尾聲達成共識。解決之道出奇簡單，由另一位學生協助你廣播帶的轉換。你被允許修這門課，學期結束時你表現特優，持續直到你上大學時，有你個人的廣播秀。

以倡導者的觀點來看，我始終覺得，能做倡導者是身為父母最光榮的時刻。你父親和我拒絕接受特教輔導老師不讓你修課的決定，我稱之為霸凌戰術。我們奮力而戰的，是攸關你生命中在教育和心靈上的關鍵決定。

父親：你有一些很棒的老師。你三年級的老師非常關心你，她知道你對網球特別感興趣，因此約定和你打網球的時間，並帶你去大男孩餐廳（Big Boy）吃午餐。我還記得那一年你放學回家時，顯然心情好多了。一位勝任且關懷的老師足以造就特殊學生相當大的差異。

另一方面，有些老師是問題的一部分。有時我被迫以禮貌謙和的態度去和老師見面談話，我的角色定位是老師的伙伴，一起幫助你健康長大，有些老師能接納我的參與，有些卻不能。某些充滿挫折的情況下，我迫不得已只好找主任和校長談一談，我的信念是，父母有責成為他們小孩最大權益的主要代言人。

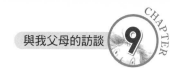

尼克：我有亞斯伯格症是 2004 年診斷出來的，自此你們學到什麼？如果重來，你們的為人父母之道會有什麼改變？

父親：改變之一是我不害怕標籤化。在你的成長歷程，沒有一個標籤真正適合你，我想這是好事。沒被貼標籤意謂著你能超越任何問題。標籤似乎是一種自我限制的預言，當時我並不知道標籤能促進自我了解。知道你有亞斯伯格症幫助我更加了解你，對你的幫助是澄清很多你生活上的混亂面。如果我早知道你行為的成因，很多事情我寧願改變。後見之明和診斷給了我知識和洞察力，這是你成長過程中我所欠缺的。

　　我高興的是，即使沒有診斷，我總是重視並支持你的特殊興趣。雖然這是對父母的忠告，對有亞斯伯格症的小孩予以支持是很重要的。

　　你成了一位最有趣的成年人，我好引以為傲。因此身為父母，我對亞斯伯格症診斷感到自在。我相信你能幫助別人了解，如何協助有亞斯伯格症的小孩長大成為健康獨立的成人。

母親：我想，重來的改變是你成長過程我所加諸於你、希望你更社會化的壓力。你以為我不愛你，造成我們之間嚴重的衝突。診斷有助了解，成全我們相親相愛，我不再對你有不合理的期待。

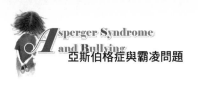

常見問題

以下是我在研討會演講時，經常被提問的問題。

1. 老師如何幫助受到霸凌的亞斯伯格症者？

如果有亞斯伯格症的學生被霸凌，我建議帶學生到一個安全的地方讓他冷靜下來，以免成為公眾的焦點。老師最嚴重的錯誤是責罵受害者。老師這樣的行為會被認為是在示範霸凌或是寬恕霸凌。

2. 你成長過程中曾經是個霸凌者嗎？

我小時候從來不曾欺負別人。我的內心對受到不公平待遇的人是柔軟的。很多有亞斯伯格症的人無法忍受目睹不正義和不公平，這是普遍的特徵。

有一次，我不自覺成了一位「沉默的霸凌者」。沉默的霸凌者意指有目的地排斥不受歡迎者的人。當我十一歲時參加網球宿營，有一位不受歡迎的男孩對我示好，我視若無睹地拒絕他。由於我是營中優秀的網球選手，我備受尊崇，沒人敢欺負我。那位男孩打網球技術不佳，未受到營中球友的看重。現在我後悔自己的行為。如果當時我不在意是否會失去營中隊友的尊敬，我可能和他成為好朋友。

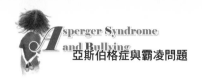
3. 你認為亞斯伯格症使你成為受欺負的對象？

我知道是有關係的。我知道自己有很多微妙的差異和亞斯伯格症有關。例如，我十多歲時最欣賞的歌星是法蘭克‧辛納屈（Frank Sinatra），我中學時習慣走在學校走廊一面唱〈紐約，紐約〉。我相信同學們認為我是怪人。我走路的樣子也異於常人，有些人叫我「搖擺鴨」。搖擺的步態經常是亞斯伯格症的特點之一（Attwood 1998）。我慣於告訴霸凌者，如果他們繼續嘲弄我，我要報告治療師，他們會吃不完兜著走，我顯然缺乏社會判斷。我的個性有些古怪，在學校我喜歡待在教室或走廊。因為受不了社交和感覺刺激，我從不參加集會場合。大學以前的生活如此迷惑混亂的原因之一，就是我的亞斯伯格症尚未診斷出來。事實上，1980年代的成長過程，在美國還沒有亞斯伯格症這個診斷類別。一路過來加諸於我很多其他標籤，包括學習障礙、書寫障礙、注意力缺陷過動症和憂鬱症，但無一可以概括全貌。

因此，我相信父母應該對孩子的診斷持坦率且正向的態度。若以亞斯伯格症的脈絡觀之，霸凌事件較可了解。過去我不了解自己和常人不同的原因，所以內化霸凌事件是自己的錯。我希望和別人一樣，認為自己的缺陷是心理因素造成而非神經因素。我歸咎自己，所需要的是更加努力。

在此重申，應向小孩強調異於常人容易被鎖定的事實，但他們也可能是世界上最具創造力且成功的人。

4. 小孩幾歲時應當面告知他（她）有亞斯伯格症？

這問題和霸凌事件有關，因為霸凌事件直接影響小孩被選定成為長期鎖定對象的內化反應。很遺憾此問題沒有標準答案。很多有亞斯伯格症的孩子長到某一年齡，會想知道為何自己如此不同，甚

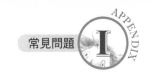

至直接問父母：「為什麼我和別人不一樣？」給小孩一個一般掩蓋式的答案，例如「因為你是特殊的人」，並未提供小孩所探索的真正答案。有亞斯伯格症的孩子並不愚蠢，他們知道自己是不同的。

我不能確切地說，小孩幾歲時應該知道他有亞斯伯格症。小孩受辱或因差異而成為霸凌對象是不公平的。當小孩問父母為何他（她）和其他孩童如此不同時，就是公開真相的時候。

5. 是否有些小孩不想知道他們有亞斯伯格症？在這種情況，該如何告知？

我的確遇過這種小孩，他們討厭「亞斯伯格症」這幾個字，而且永遠不想聽到有人提及。我也遇過從很小就全然接受亞斯伯格症的小孩，因為他們的父母強調其正向的一面。我個人認為，讓小孩知道他們神經系統傳導異於同儕是有益的，這有助於他們長大成熟以後能顯現出對亞斯伯格症的正確評價。至少小孩長大成人後不會對父母說：「為什麼你們從不告訴我？」

6. 如何幫助自己的孩子做個更能融入的人？

找尋以特殊興趣為中心的團體。如果小孩對毛毛蟲有興趣，找一個昆蟲課後活動；如果他喜歡電腦，找一個課後電腦俱樂部。有亞斯伯格症的小孩不喜歡被激發參加非結構性的社交場合，他們對發生的事情沒有興趣。符合特殊興趣的結構性場合提供可預測性、一致性和勝任感，例如，學生協調會議、讀書俱樂部或網球課等，都是結構性場合。

非結構性的社交場合，例如：和朋友共進晚餐、在別人家過夜、和朋友逛街或參加聚會，對有亞斯伯格症的孩子而言聚焦不足。

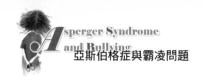

　　根據我的觀察，父母常因患有亞斯伯格症的孩子總是獨處，不會主動參加非結構性社交場合而深感挫折。那些父母必須接受一個事實，孩子很難在非結構性場合成長茁壯。父母應竭盡所能地安排以小孩興趣為中心的結構性活動。

　　當我小時候，我的父母確知以我的特殊興趣為中心的活動，滿足了我的社會需求。他們總是鼓勵我參與有興趣的活動。國中時我參加錄影俱樂部，高中時我做公眾廣播，和其他孩子上網球課，和高中網球隊友打網球並參加錦標賽。我父母知道網球使我更社會化。我高中時是網球隊員，大學四年擔任代表隊員都得到單打冠軍，因此贏得同儕的尊敬。人們有時還會戲謔和欺負我，但和國中時比起來小巫見大巫。高中時和國中相較，霸凌事件顯著下降。

　　高中時我是最受歡迎的人嗎？差得遠！我有參加星期五或星期六晚上的懇親會、班級舞會或派對嗎？我沒有。我沒有參與這些事的真正意願，源自結構式活動的社交經驗已充分滿足我的需要。

　　我的社交活動僅限於結構性的，造成我父母不必要的擔心。他們認為，我的社會經歷無法適應真實的世界。因為當時我父母不知我的診斷，他們無法了解我的活動已滿足社會化需求。我想傳達的是，有亞斯伯格症的孩子可以在結構式社交場合茁壯成長。

7. 我感到困惑的是，應將我的孩子放在主流或較限制性環境，他（她）比較不會受到欺負？

　　影響因素很多。首先，有一些教師樂於奉獻超出一般職責，以培養包容、接納和關懷，在他們的教室霸凌事件較少發生。另一件要謹記在心的是，並非所有的限制性環境都如我們所期待的化雨春風。在那些環境，霸凌發生於老師不在的課餘時間，像體育館、課間休息或午餐時。一般而言，限制性環境下孩子較少機會被霸凌。

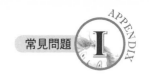

　　我相信融合的價值，只要學校能經由區別教育和支持性協調滿足孩童的教育需要。如果一般教師無法營造防止霸凌的環境，並且促進接納，我寧可將小孩安置於比較限制性的環境。最佳場景是小孩早期時教室內，最好輔以教學助理，鼓勵多元、寬容和接納。不把這些列為優先考量的一般教師不應承擔指導弱勢族群的責任。

　　當我小學的時候，每年開學前，我的父母都會和校長討論哪一位老師最符合我的需要。他們能夠利用這項服務，是因為那時我被證明是學習障礙。結果我總能得到較具敏察的心和關懷的老師之指導。父母應盡可能為孩子找尋最樂於助人、並將防止霸凌事件列為優先事項之一的老師。

8. 霸凌事件曾讓你想自殺嗎？

　　是的。我記得尤其是國中時，感覺寧可一死百了少受點苦，也不願過每週五天、一年兩百天上學的日子。慶幸的事，我不曾將那些想法付諸行動，但那種感覺經常浮現在我的腦海。

9. 你是否曾有過一起成長的朋友？

　　是的，但他們幾乎都是打網球的朋友。他們和我同年齡，高中時經常一起打網球。那種社會化的過程足以滿足我。

　　陪伴我一起成長的還有我父母朋友的小孩。例如，我父親最好的朋友住在洛杉磯，他兩個兒子就是一起長大的好朋友。我每年至少去洛杉磯一次，他們每年來底特律一次。其中一位為慶祝我十三歲成年儀式，我們還一起舉杯祝賀！

　　另一位朋友是一位好萊塢編劇家的兒子，這位編劇家是我父母的朋友。這個男孩也是網球選手，我們經常一起打網球。當我小的時候，我父母也會幫我安排網球日，而不是等我做發起人。

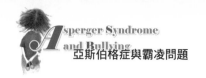

這些友誼的共通點是和結構式活動有關聯。當我和網球友一起時，總是有明確的目標，那就是打一場三盤的比賽。當我去加州探訪朋友時，我父母會安排去觀看一場電視現場直播的節目，或出席棒球賽等活動。

10. 我曾聽你在研討會演講，並不像是有亞斯伯格症。

稍後我會說明這和霸凌事件的關係，但我必須說，你不是第一位這麼說的人，我常常聽到這個疑問。他們有所不知，我演講時必須完全掌控場所。我掌控簡報投影片；我掌控燈光；我掌控劇本；我掌控聽眾在我演講進行中或演講後發問。換言之，我經常練習控制，而且事先寫好演講稿，我可以扮演正常人的樣子。我大學主修傳播，肯定有幫助。然而，我若是在酒吧和一群人交際，大聲的音樂彈奏著，我保證在這種非結構性場合，我會感到極度不適。

我在研討會演講就類似演員在舞台上表演，我預擬演講稿和排練，唯一的不同是我表演我自己。事實上，我建議父母讓有亞斯伯格症的孩子修戲劇表演的課，Davies（2004）支持這種看法。她相信表演的行業有助於有亞斯伯格症的孩子改善社交技巧。Davies（2004）說。她曾遇到且和不少有亞斯伯格症的優秀演員共事過。

眾所皆知的是，患有亞斯伯格症的人擁有優秀的長期記憶力，有助他默記劇本的台詞（Attwood, 1998），戲劇表演有助教導心智理論，迫使一個人識別自己的特性，以及教導和其他特性的關係。

獲得表演技巧可能有另一個好處。表演或角色扮演能增進自我肯定的行為，扮演有自信的人物對於學習自我肯定是具高度治療性的。縱使是接受心理治療師或社會工作者的治療，假設性的情節可以設計成有亞斯伯格症的孩子學習表演在受威脅或霸凌者想搶他的午餐費時，保持自我肯定的態度。

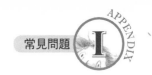
學習演練自我肯定，是希望可以轉換到真實的生活場景。我扮演精練的演講者，並不會使我成為社交上精練的人。它意謂著我很努力準備我的演講。同樣地，有亞斯伯格症的孩子可經由演練角色扮演而有很大的差異。

11. 當你長大成人後曾受霸凌嗎？

我不再將自己置於有一絲絲可能被霸凌的局面。我二十多歲時，曾在數個網球單位工作，有很多場合我的雇主意圖霸凌我、虐待我。由於過去的經驗，我現在對社會互動小心謹慎。

職場霸凌的確存在，一些有亞斯伯格症的成人告訴我，他們如何在工作上遭受霸凌。有亞斯伯格症的成人剛進職場時應特別注意。

12. 我的孩子談到他自身的興趣時喋喋不休。我想這有礙他交朋友，也是頻遭霸凌的原因之一。我該怎麼辦？我應該讓他暢所欲言，還是有所限制？

有亞斯伯格症的孩子特性之一是，天生強烈的特殊興趣和迷戀。此特性的負向表現之一是長篇大論的獨白式言談，別人一點興趣也沒有。Attwood（1998）指出，設計這些獨白作品是要協助有亞斯伯格症者有話題可說，努力控制會談而自覺具社交能力。可惜的是，大部分成功的社交場合是需要自發性，或孩子很容易厭煩或受挫。

教導孩子隱藏特殊興趣的危險是，孩子會以為這個忠告是一種對特殊興趣的反感。父母若選在不當時機阻止小孩講話，會不慎地傳達出不贊成特殊興趣的訊息。較適當的方法像是說：「馬克斯，聽起來好極了，我想很詳細聽你說。我們何不先結束手邊的事，然

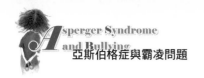

後我們可以有二十分鐘一起暢談。」父母不須告訴孩子永遠不要和其他孩子談個人的興趣。基本上，要求孩子那樣做等於要他隱藏大部分的自己，後果就是教導孩子以擁有這些興趣為恥。孩子需要的是，抓住對的時間做對的事。

馬克斯，十二歲，有亞斯伯格症，對恐龍特別感興趣。以下是他的父母或老師可以如何教導他的對話。

> 「馬克斯，你有關恐龍的知識很豐富，我印象深刻，而且以你為傲。我知道你希望每位同學都了解你對恐龍的精通，但有時你對恐龍的長篇大論可能惹火其他孩子。所以，馬克斯，你要記住兩項規則，好嗎？」
>
> 「好的。」
>
> 「第一項規則，除非別人邀請你，否則別說個不停。例如，不要一走進教室就開始大談恐龍，因為對方可能不愛聽，你知道為什麼嗎？」
>
> 「因為他沒有叫我說？」
>
> 「你好聰明，小伙子！第二項規則，你可以藉由學校專案或作業展現你恐龍方面的知識。善用那些機會。在這些情況下，其他同學可能因你對恐龍的熱愛和知識而著迷。」
>
> 「好的。」

這兩項規則很具體而且容易記。他們鼓勵特殊興趣的發展和魅力，同時教導適當的社會界限。如果學生老是談他們的特殊興趣，的確會招來霸凌和取笑。

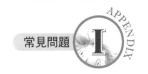
13. 你建議體罰有亞斯伯格症的孩子嗎?

我在研討會演講結束後,曾有父母也問同樣的問題。如果讀了這本書而對我的答案存疑的人,得再溫習一下這本書。毋庸置疑,我絕不主張使用體罰。從有亞斯伯格症的孩子的角度觀之,體罰是對他私人空間的嚴重侵犯。

很多有亞斯伯格症的孩子有非黑即白的思考模式,內心無法釋懷疼愛他的父母打他是一種愛的表示。不管體罰的行為是否出自愛,有亞斯伯格症的孩子是不能認清這個事實的,因此,處罰不會帶來預期的效果。

14. 我那有亞斯伯格症的兒子最近告訴我他是同性戀。我擔心他將更受歧視。我該怎麼辦?

最首要的是無條件愛你的孩子。同性戀不是個人的一種選擇(Hamer, 1994),如同亞斯伯格症一樣。研究顯示,同性戀和異性戀的基因稍有不同。很多同性戀者因社會誤解他們,認為同性戀是可以依意志自行選擇要不要成為同性戀的,使他們飽受痛苦和排斥。

同性戀同時又有亞斯伯格症讓人覺得是雙重詛咒。有社交障礙沒有那麼糟糕,很多人相信,同性戀是墮落和有罪的。一個具兩樣重大異常的人,最可能常常受到霸凌。重要的是,請記住有亞斯伯格症或同性戀並非做錯什麼。有同性戀或亞斯伯格症青春期孩子的父母應鼓勵學校以前瞻性的作法,促進對有障礙的人和非主流性向者的尊重。若你小孩就讀的學校沒有這樣做,就換個學校吧。

15. 你認為霸凌事件會對孩子造成永久無法抹滅的影響嗎?

好消息是,很多有亞斯伯格症者小時候受盡霸凌,長大後是

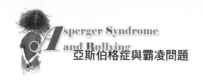

健康的成年人。你要做的是，去書店找一些亞斯伯格症和自閉症者所寫的著作來閱讀。很多這類作者已婚、有小孩、經營學校或機構，過著非常有活力的生活。Stephen Shore 獲教育博士，巡迴全世界演講自閉症的發展議題；Jerry Newport 已婚，是一位自閉症領域傑出的演說家和作家；Donna Williams、William Stillman、Temple Grandin、Luke Jackson、Kenneth Hall、Valerie Paradiz、Wendy Lawson、Michael John Carley、Liane Holliday Willey 和 Jim Sinclair，都在自閉症／亞斯伯格症領域有所貢獻。事實是，大部分有亞斯伯格症的人小時候被霸凌，並非注定一輩子過不幸的生活。這本書主要重點之一是強調，有亞斯伯格症者的潛能足以克服多年來忍受霸凌的煩惱和痛苦。

16. 有沒有其他患有亞斯伯格症的作者所寫有關霸凌的書，是你建議閱讀的？

Luke Jackson（2002）在他那本傑出的書寫到霸凌事件，書名是《怪人、怪胎和亞斯伯格症》（*Freaks, Geeks and Asperger Syndrome*），Jessica Kingsley 出版社出版。Luke 是一位資優又有亞斯伯格症的青年人，擁有透過寫作和青少年讀者連結的天賦。這本書的書評相當正向，我全心全意地推薦。

17. 你建議我的孩子學習一項運動技能嗎？

運動技能在我們社會是很重要的。如果孩子能發展一項正當的運動興趣，有助減少霸凌事件。擅長體育運動的孩子適合一些運動團體。然而，並非每一位有亞斯伯格症的孩子都具有運動天資和競爭力，足以在運動勝出，但有一些人是有潛能的。我的一位親戚有

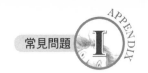

亞斯伯格症,體格並非很健壯,保齡球總是打兩百分以上,很好的分數。所以,如果有運動天資和渴望,天空才是極限!

　　通常有亞斯伯格症的孩子在某項個人化運動是突出的(Dubin, 2004)。團隊式運動常迫使自閉症者去研究隊友的非語言線索,然後以一種速射方式和他們溝通。個人化運動讓人專注於手邊的任務,不會受隊友分心。John Milanovich博士在《亞斯伯格症的診斷:尼克・杜賓自我發現之旅》(*Diagnosis Asperger's: Nick Dubin's Journey of Self-Discovery*)(Dubin, 2004)一書說道,有亞斯伯格症者有潛能在運動勝出,運動包含很多重複性運動神經和肌肉的反應。依據這種推理,我相信可以解釋為什麼我高中和大學時在網球競賽上的成功。

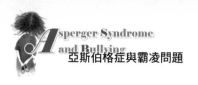

網路資源

1. www.stopbullyingnow.com

《學校是屬於大家的》（*Schools Where Everyone Belongs*, 2005）一書之作者 Stan Davis 的網站。Davis 為十幾歲青少年所貢獻的資源，提供有用的資料，包括為何小孩會有霸凌行為、別人受到霸凌時該怎麼辦，以及霸凌者消息等。Davis 的網站也包括提供給父母和教師的資源。

2. www.dontlaugh.org

「操作尊重」（Operation Respect）是一個非營利組織，主要致力於改變學校、團體營隊和組織內小孩和年輕人享有較慈悲、安全和尊重的環境。由 Peter Yarrow、成員 Peter、Paul 和 Mary 創建，此組織宣傳教育資源朝向建立一種風氣，即減少有些孩子間彼此加諸之情緒性和身體的暴行，例如：嘲笑、霸凌和暴力。

3. www.aspergerinformation.org

作家 Rebekah Heinrichs 的網站，深入描述亞斯伯格症和霸凌。

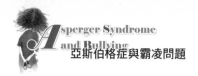

4. www.bullying.co.uk

英國最佳網站之一，針對預防霸凌事件提供實用的資源和資訊。

5. www.education.unisa.edu.au/bullying

享譽國際的作家 Ken Rigby 的網站，他是全世界最重要的霸凌專家之一。

6. www.modelprograms.samhsa.gov/pdfs/FactSheets/Olweus%20Bully.pdf

世界著名的 Olweus 霸凌預防方案之資訊，聲稱有 30% 至 70% 的成功率。

7. www.tonyattwood.com.au

亞斯伯格症方面世界名作家 Tony Attwood 博士的網站。Tony Attwood 博士著有《亞斯伯格症：寫給父母及專業人士的實用指南》（*Asperger Syndrome: A Guide for Parents and Professionals*），1998 年由 Jessica Kingsley 出版（中文版由智園出版）。

8. www.udel.edu/bkirby/asperger/education.html

這是個非常棒的網頁，提供了許多實用的網頁連結，包含的主題有罷凌和亞斯伯格症、在家教育、教育影片、個別化教育計畫範例、學習障礙的資訊，以及給老師們的小撇步。

9. www.kidsareworthit.com

國際具盛名的罷凌預防作家 Barbara Coloroso 的網頁。

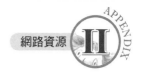

10. www.rootsofempathy.org/Home.html

「同理心之根」（Roots of Empathy）是以實證為基礎的課程，培養學童社會／情緒能力並增強同理心，有效降低侵犯和暴力行為。「同理心之根」是一反霸凌方案，教導孩子們了解別人的感受，並鼓勵為自己的行為和怠惰負責，因此正面社會行為增加而且霸凌和侵犯行為下降。

11. www.nmmlp.org

「新墨西哥媒體識讀方案」是美國歷史悠久且成功的媒體識讀組織之一，賦權孩童、年輕人和成人成為媒體消息方面具判斷力的消費者。

12. www.thegraycenter.org

「葛瑞中心」（Gray Center for Social Learning and Understanding）是非營利組織，獻身於增進泛自閉症障礙（ASD）及周遭協助者間的相互了解。由著名的社會故事（Social Stories）創始人 Carol Gray 所創辦，她也是《葛瑞的霸凌指引》（*Gray's Guide to Bullying*）一書的作者。葛瑞中心以分享障礙（shared impairment）來處理自閉症之社會障礙。他們的工作在增進雙方對社會公平（social equation）的社會認知，幫助有自閉症者能和一起生活及工作的人更順利地溝通與互動。此網站提供了有關自閉症豐富的資訊。

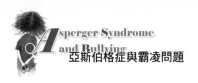

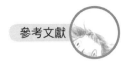

References
參考文獻

Adolphs, R., Damasio, A.R., Damasio, H., and Tranel, D. (1995) "Fear and the human amygdala." *Journal of Neuroscience 15*, 5879–5891.

American Bar Association (2006) *Model Rules of Professional Conduct.* Rule 8.3. Chicago, IL: ABA.

American Psychiatric Association (2000) *Diagnostic and Statistical Manual of Mental Disorders IV-TR.* (Fourth Edition, Text Revision.) Washington, DC: American Psychiatric Association.

Arora, T. (1991) "The Use of Victim Support Groups." In P.K. Smith and D. Thompson (eds) *Practical Approaches to Bullying.* London: David Fulton.

Asperger, H. (1991) "Autistic Psychopathy in Childhood." (U. Frith, trans., annot.). In U. Frith (ed.) *Autism and Asperger Syndrome.* New York, NY: Cambridge University Press. (Original work published in 1944.)

Aston, M. (2003) *Aspergers in Love: Couple Relationships and Family Affairs.* London: Jessica Kingsley Publishers.

Attwood, T. (1998) *Asperger Syndrome: A Guide for Parents and Professionals.* London: Jessica Kingsley Publishers.

Attwood, T. and Gray, C. (1999) "The Discovery of 'Aspie' Criteria." *The Morning News 11*, 3. Retrieved from www.thegraycenter.org/sectionsdetails.cfm?id=38. Also available at www.tonyattwood.com.au

Baron-Cohen, S. and Craig, J. (1999) "Creativity and imagination in autism and Asperger Syndrome." *Journal of Autism and Developmental Disorders 29*, 4, 319–326.

Beane, A. (1999) *A Bully Free Classroom: Over 100 Tips and Strategies for Teachers K-8.* Minneapolis, MN: Free Spirit Publishing, Inc.

Besag, V.E. (1989) *Bullies and Victims in School.* Milton Keynes: Open University Press.

Bogdashina, O. (2005) *Communication Issues in Autism and Asperger Syndrome.* London: Jessica Kingsley Publishers.

Boulton, M.J. and Smith, P.K. (1994) "Bully/victim problems in middle-school children; stability, self-perceived competence, peer perceptions and peer acceptance." *British Journal of Developmental Psychology 12*, 315–329.

Brooks, F., Bartini, M., and Pellegrini, A.D. (1999) "School bullies, victims and aggressive victims: factors relating to group affiliation and victimization in early adolescence." *Journal of Education Psychology 91*, 216–224.

Brown, J.M., O'Keefe, J., Sanders, S.H., and Baker, B. (1986) "Developmental changes in children's cognition to stressful and painful situations." *Journal of Pediatric Psychology 11*, 343–357.

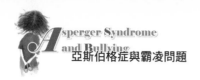
Center for Disease Control and Prevention (2007) *Autism Spectrum Disorders Overview.* Atlanta, GA: Center for Disease Control and Prevention. Retrieved from www.cdc.gov/ncbddd/autism/overview.htm

Cohen, D.J., Klin, A., and Schultz, R.T. (1999) "The Need for a Theory of Theory of Mind in Action: Developmental and Neurofunctional Perspectives in Social Cognition." In S. Baron-Cohen, D. Cohen, and H. Tager-Flusberg (eds) *Understanding Other Minds* (second edition). Oxford: Oxford University Press.

Coloroso, B. (2003) *The Bully, the Bullied and the Bystander: From Preschool to High School—How Parents and Teachers Can Help Break the Cycle of Violence.* New York, NY: HarperResource (An Imprint of HarperCollins Publishers).

Craig, W.M. and Pepler, D.J. (1995) "Peer Processes in Bullying and Vicitimzation: An Observational Study." *Exceptionality Education Canada, 5,* 81–95.

Dauber, H. and Fox, J. (1999) *Gathering Voices: Essays on Playback Theatre.* New Paltz, NY: Tusitala Publishing.

Davies, A. (2004) *Teaching Asperger Students Social Skills Through Acting: All Their World's a Stage!* Arlington, TX: Future Horizons.

Davis, S. (2005) *Schools Where Everyone Belongs: Practical Strategies for Reducing Bullying.* Champaign, IL: Research Press.

Delfos, M. (2005) *A Strange World—Autism, Asperger Syndrome and PDD-NOS: A Guide for Parents, Partners, Professional Carers and People with ASDs.* London: Jessica Kingsley Publishers.

Dubin, N. (2004) *Diagnosis Asperger: Nick Dubin's Journey of Self-Discovery.* Kentwood, MI: Gray Center Publications.

Dyer, W. (2004) *The Power of Intention: Learning to Co-create Your World Your Way.* Carlsbad, CA: Hay House Inc.

Dziuba-Leatherman, J. and Finkelhor, D. (1994) "The victimization of children: a development perspective." *American Psychologist 49,* 173–183.

Eron, L.D. (1986) "Interventions to mitigate the psychological effects of media violence on aggressive behavior." *Journal of Social Issues 42,* 155–169.

Evans, R., Ewbank, R., Fonagy, P., Giels, M.L, Sacco, P., and Twemlow, S. (2001) "Creating a peaceful school learning environment: a controlled study of an elementary school intervention to reduce violence." *American Journal of Psychiatry 158,* 808–810.

Fay, J. and Funk, D. (1995) *Teaching with Love and Logic: Taking Control of the Classroom.* Golden, CO: The Love and Logic Press, Inc.

Fennell, T. (1993) "Fear in the hallways." *Maclean's 106,* 19.

Fried, S. and Fried, P. (1996) *Bullies and Victims.* New York: M. Evans and Company, Inc.

Furniss, C. (2000) "Bullying in schools: It's not a crime—is it?" *Education and the Law 12,* 10–29.

Garry, E. and Grossman, J. (1997) *Mentoring—A Proven Delinquency Prevention Strategy.* Washington DC: U.S Department of Justice, Office of Juvenile Justice and Delinquency Prevention.

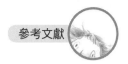
Gillberg, C. (2002) *A Guide to Asperger Syndrome*. Cambridge: Cambridge University Press.

Gilmartin, B.G. (1987) "Peer group antecedents of severe love-shyness in males." *Journal of Personality 55*, 467–489.

Glynn, T. and Wheldall, K. (1989) *Effective Classroom Learning*. Oxford: Blackwell.

Goldbloom, R. (2001) "Parents' primer on school bullying." *Reader's Digest Canada*, October, 6.

Gordon, M. (2005) *Roots of Empathy: Changing the World Child by Child*. Markham, Ontario: Thomas Allen and Son Limited.

Gray, C. (2003) "Gray's guide to bullying." *Jenison Autism Journal 16*, 1, 1–60.

Gray, J. and Sime, N. (1989) "Findings from the National Survey of Teachers in England and Wales." In Department of Education and Science, *Discipline in Schools: Report of the Committee of Inquiry Chaired by Lord Elton*. London: HMSO.

Hamer, D. (1994) *The Science of Desire: The Search for the Gay Gene and the Biology of Behavior*. New York, NY: Simon and Schuster.

Hartup, W.W. (1996) "The company they keep: friendships and their developmental significance." *Child Development 67*, 1–13.

Hawkins, G. (2004) *How to Find Work That Works for People with Asperger Syndrome: The Ultimate Guide for Getting People with Asperger Syndrome into the Workplace (and Keeping Them There)*. London: Jessica Kingsley Publishers.

Hazler, R.J., Hoover, J.H., and Oliver, R. (1993a) "What do kids say about bullying?" *Education Digest 58*, 16–20.

Hazler, R.J., Hoover, J.H., Oliver, R.J., and Thompson, K.A. (1993b) "Perceived victimization by school bullies: New research and future direction." *Journal of Humanistic Education and Development 32*, 76–86.

Heinrichs, R. (2003) *Perfect Targets: Asperger Syndrome and Bullying—Practical Solutions for Surviving the Social World*. Shawnee Mission, KS: Autism Asperger Publishing Company.

Henault, I. (2005) *Asperger Syndrome and Sexuality: From Adolescence through Adulthood*. London: Jessica Kingsley Publishers.

Hoover, J.H. and Oliver, R.J. (1996) *The Bullying Prevention Handbook: A Guide for Principals, Teachers and Counselors*. Bloomington, IN: National Educational Service.

Jackson, L. (2002) *Freaks, Geeks and Asperger Syndrome: A User Guide to Adolescence*. London: Jessica Kingsley Publishers.

Katz, A.H. (1993) *Self Help in America: A Social Movement Perspective*. New York: Twayne.

Kirby, D. (2001) "What makes a bully?" *The Advocate*, July, 31–34.

Klin, A., Sparrow, S., and Volkmar, F. (2000) *Asperger Syndrome*. New York: The Guilford Press.

Kochenderfer, B.J. and Ladd, G.W. (1996) "Peer victimization: cause or consequence of school maladjustment?" *Child Development 67*, 1305–1317.

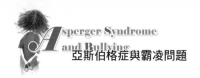
Konstantareas, M. (2005) "Anxiety and Depression in Children and Adolescents with Asperger Syndrome." In K. Stoddart (ed.) *Children, Youth and Adults with Asperger Syndrome.* London: Jessica Kingsley Publishers.

Lawson, W. (2005) *Sex, Sexuality and the Autism Spectrum.* London: Jessica Kingsley Publishers.

Lazarus, A.A. and Wolpe, J. (1966) *Behavior Therapy Techniques.* Oxford: Pergamon Press.

Ledgin, N. (2002) *Asperger's and Self-Esteem: Insight and Hope through Famous Role Models.* Arlington, TX: Future Horizons.

LeDoux, J. (1996) *The Emotional Brain: The Mysterious Underpinnings of Emotional Life.* New York, NY: Simon and Schuster.

Little, L. (2002) "Middle-class mothers' perceptions of peer and sibling victimization among children with Asperger Syndrome and nonverbal learning disorders." *Issues Comprehensive Pediatric Nursing 25,* 43–47.

Mahdavi, J. and Smith, P.K. (2002) "The operation of a bully court and perception of its success." *School Psychology International 23,* 327–341.

Maines, B. and Robinson, G. (1992) *Stamp out Bullying: Never Mind the Awareness, What Can We Do?* Portishead: Lame Duck Publishing.

Marr, N. and Field, T. (2001) *Bullycide: Death at Playtime.* Oxford: Success Unlimited.

McTaggart, L. (2003) *The Field: The Quest for the Secret Force of the Universe.* New York: Harper Paperbacks.

Menesini, E. and Modiano, R. (2002) "A Multi-faceted Reality: A Report from Italy." In P.K. Smith (ed.) *Violence in Schools: The Response in Europe.* London: Routledge.

Moneymaker, J. (1991) "Animals and inmates: a sharing companionship behind bars." *Journal of Offender Rehabilitation 16,* 133–153.

Olweus, D. (1991) "Bully/victim problems among school children: basic facts and effects of a school-based intervention program." In D. Pepler and K. Rubin (eds) *The Development and Treatment of Childhood Aggression.* Hillsdale, NJ: Erlbaum.

Olweus, D. (1993) *Bullying at School: What We Know and What We Can Do.* Oxford: Blackwell Publishers.

O'Malley, B. (1993) "Screening out the bullies." *Times Educational Supplement Resources,* June, 15.

Ozonoff, S. and Griffith, E.M. (2000) "Neuropsychological function and the External Validity of Asperger Syndrome." In A. Klin, F.R. Volkmar and S.S. Sparrow (eds) *Asperger Syndrome.* New York, NY: Guilford Press.

Palmer, A. (2006) *Realizing the College Dream with Autism or Asperger Syndrome: A Parent's Guide to Success.* London: Jessica Kingsley Publishers.

Pearsall, P. (1999) *The Heart's Code: Tapping the Wisdom and Power of Heart Energy.* New York, NY: Broadway Books.

Perry, D.G., Perry, L.C., and Kusel, S.J. (1988) "Victims of peer aggression." *Developmental Psychology 24,* 807–814.

Pert, C. (1997) *Molecules of Emotion: Why You Feel the Way You Do.* New York, NY: Scribner (A division of Simon and Schuster).

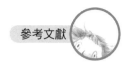
Peterson, L. and Rigby, K. (1999) "Countering bullying at an Australian secondary school." *Journal of Adolescence 22*, 481–492.

Pikas, A. (1989) "The Common Concern Method for the Treatment of Mobbing." In E. Munthe and E. Roland (eds) *Bullying: An International Perspective.* London: Fulton.

Prothrow-Stith, D. (1991) *Deadly Consequences.* New York, NY: HarperCollins.

Ritchey, K. (2006) "Orton-Gillingham and Orton-Gillingham based reading instruction: A review of the literature." *The Journal of Special Education 40*, 171–183.

Ross, D.M. (1984) "Thought-stopping: a coping strategy for impending feared events." *Issues in Comprehensive Pediatric Nursing 7*, 83–89.

Ross, D.M. (2003) *Childhood Bullying, Teasing and Violence: What School Personnel, Other Professionals and Parents Can Do* (second edition). Alexandria, VA: American Counseling Association.

Ross, D.M. and Ross, S.A. (1988) *Childhood Pain: Current Issues, Research and Management.* Baltimore, MD: Urban and Schwarzenburg.

Seligman, M.E.P. (1975) *Helplessness: On Depression, Development and Death.* San Francisco, CA: Freeman.

Smith, P.K., Sutton, J., and Swettenham, J. (1999) "Social cognition and bullying: social inadequacy or skilled manipulation?" *British Journal of Developmental Psychology 17*, 435–450.

Smith, P.K. and Whitney, I. (1993) "A survey of the nature and extent of bullying in junior/middle and secondary school." *Educational Research 35*, 1, 3–25.

Stillman, W. (2006) *Autism and the God Connection: Redefining the Autistic Experience Through Extraordinary Accounts of Spiritual Giftedness.* Naperville, IL: Sourcebooks Inc.

Sylvia, C. (1997) *A Change of Heart.* New York, NY: Warner Books.

Tantam, D. (1991) "Asperger Syndrome in Adulthood." In U. Frith (ed.) *Autism and Asperger Syndrome.* Cambridge: Cambridge University Press.

Williams, D. (2003) *Exposure Anxiety—The Invisible Cage: An Exploration of Self-Protection Responses in the Autism Spectrum and Beyond.* London: Jessica Kingsley Publishers.

Wing, L. (2001) *The Autistic Spectrum: A Parents' Guide to Understanding and Helping Your Child.* Berkeley, CA: Ulysses Press.

Wolff, S. (1995) *Loners: The Unusual Life Path of Unusual Children.* London and New York: Routledge.

Young, M. (1998) *Learning the Art of Helping.* Upper Saddle Rv, NJ: Prentice Hall Inc.

國家圖書館出版品預行編目資料

亞斯伯格症與霸凌問題：解決策略與方法／Nick Dubin 著；
　王慧婷譯.--初版.--臺北市：心理，2010.04
　　面；　公分.--（障礙教育系列；63096）
　參考書目：面
　譯自：Asperger syndrome and bullying: strategies
　　　　and solutions
　ISBN 978-986-191-347-6（平裝）

　1.亞斯伯格症　　　2.校園暴力

415.988　　　　　　　　　　　　　　99001983

障礙教育系列 63096

亞斯伯格症與霸凌問題：解決策略與方法

作　　　者：Nick Dubin

校 閱 者：張正芬

譯　　　者：王慧婷

執行編輯：林汝穎

總 編 輯：林敬堯

發 行 人：洪有義

出 版 者：心理出版社股份有限公司

地　　　址：231 新北市新店區光明街 288 號 7 樓

電　　　話：(02) 29150566

傳　　　真：(02) 29152928

郵撥帳號：19293172　心理出版社股份有限公司

網　　　址：http://www.psy.com.tw

電子信箱：psychoco@ms15.hinet.net

駐美代表：Lisa Wu（lisawu99@optonline.net）

排 版 者：葳豐企業有限公司

印 刷 者：正恒實業有限公司

初版一刷：2010 年 4 月

初版四刷：2016 年 8 月

I S B N：978-986-191-347-6

定　　　價：新台幣 220 元